KNAUR

Über den Autor:
Dr. med. Adrian Schulte, geb. 1963, Facharzt für Allgemeinmedizin und Naturheilverfahren, ist seit 1999 selbstständig in einer naturheilkundlichen Klinik tätig. Als leitender Arzt und ärztlicher Direktor führt er das auf Darmsanierung spezialisierte »F. X. Mayr-Zentrum Bodensee« in Überlingen.

Dr. med. Adrian Schulte

Alles Scheiße!?
Wenn der Darm zum Problem wird

Die Ursachen verstehen und richtig reagieren

KNAUR

Die deutsche Originalausgabe erschien 2016 unter dem Titel
»Alles Scheiße!? Wenn der Darm zum Problem wird«
bei der Scorpio Verlag GmbH & Co. KG, München.

Besuchen Sie uns im Internet:
www.mens-sana.de

FSC
www.fsc.org
MIX
Papier aus verantwortungsvollen Quellen
FSC® C083411

Vollständige Taschenbuchausgabe Januar 2018
Knaur Taschenbuch

Ein Imprint der Verlagsgruppe
Droemer Knaur GmbH & Co. KG, München

Covergestaltung: ZERO Werbeagentur, München
Coverabbildung: FinePic/shutterstock
Abbildungen: Justine Nessi, Überlingen
Satz: Adobe InDesign im Verlag
Druck und Bindung: CPI books GmbH, Leck
ISBN 978-3-426-87777-7

2 4 5 3 1

Für

Josephine, Nathan und Elliott

Inhalt

Vorwort

Alles Scheiße!? Wir wollen uns jeden Tag vital und frisch fühlen, wollen gesund und leistungsfähig sein und jung bleiben. Aber oft liegt die Realität weit davon entfernt, und wir fühlen uns – einfach nur beschissen.

Um daran etwas zu ändern, legt der moderne, aufgeschlossene Mensch von heute zu Recht Wert auf einen gesunden und nachhaltigen Lebensstil, gerade was die Ernährung betrifft. Die Medien sind voll mit dem Thema Ernährung. Schlagworte, Trends und Heilslehren treten auf, werden eine Zeit lang gefeiert oder lächerlich gemacht. Dabei wird das Wichtigste vergessen: In unserer Mitte tragen wir ein mächtiges Organ, das dafür verantwortlich ist, dass unsere Nahrung adäquat verdaut und verstoffwechselt wird: der Darm, unser zweites Gehirn.

Er ist ein faszinierendes, zumeist selbstständig arbeitendes Organ – wir sollten ihn zu unserem Freund machen. Häufig wird er jedoch zu unserem Feind, weil wir ihn vernachlässigen und nicht genug über den richtigen Umgang mit ihm wissen. Halten wir uns vor Augen, wie viele Menschen an Verstopfung, Darmkrebs, Divertikeln, Darmentzündungen oder unter einem Reizdarm leiden, wird klar: Unseren Därmen geht es nicht gut. Noch vor 20 Jahren litten nur alte Menschen an diesen Erkrankungen. Heute betreffen sie fast jede Altersgruppe.

Aber wie können wir Schlüsse auf die Darmgesundheit ziehen, wenn selbst der tägliche Stuhlgang, mit dem sich viele

Menschen in Sicherheit wiegen, kein Kriterium für einen gesunden Darm ist?

In den letzten Jahren konnte die Wissenschaft zeigen, dass ein kranker Darm ursächlich an vielen Zivilisationserkrankungen, wie den Herz-Kreislauf-Erkrankungen und Krebserkrankungen, beteiligt ist. Aber auch unsere Psyche und unsere Wirbelsäule werden von unserem Darm in Mitleidenschaft gezogen.

Viele Menschen sind mittlerweile verunsichert. Sie fühlen sich von Nahrungsbestandteilen und Darmkeimen bedroht und hoffen, dass es bald eine Pille dagegen gibt. Forschungen auf diesem Gebiet haben wiederum gezeigt, dass unsere Darmgesundheit und damit unsere Darmflora vor allem davon abhängig ist, wie und was wir essen. Viele Nahrungsbestandteile setzen vor allem einem schon geschwächten Darm zu. Aber was schwächt unseren Darm? Wie können wir seinen Gesundheitszustand verbessern?

Die Art und Weise, wie wir essen, hat sich in den letzten 100 Jahren genauso geändert wie unsere Gesundheit. Mich beschäftigt schon lange, ob wir den richtigen Umgang mit unserem Darm verlernt und dadurch unsere Gesundheit in Gefahr gebracht haben.

Ich bin in den 60er-Jahren aufgewachsen, als Kind einer Psychologin und eines Heilpraktikers. Man könnte sagen, die Medizin wurde mir in die Wiege gelegt. Zumindest was die Ernährung angeht, schien die Welt damals noch in Ordnung. Das Gemüse kam aus dem eigenen Garten, 2-mal in der Woche gab es Fleisch oder Fisch. Die Milch holten wir auf einem nahe gelegenen Bauernhof. Der große Bauch meines Vaters hatte mich fasziniert, er war der schnellste Esser, der mir in meinem Leben begegnet ist. Mit einem kranken Darm hatte ich das damals nicht in Verbindung gebracht.

In der Studienzeit ernährte ich mich von Hamburgern und Nudeln, was zum einen mit meiner mangelnden Kocherfahrung zu tun hatte, zum anderen wurde Fast Food gerade modern. Nach dem ersten Anatomiekurs, bei dem wir eine Leiche sezierten, konnte ich in der Mensa nicht sicher sagen, von welchem Lebewesen das Stück Fleisch stammte, das auf meinem Teller lag, weshalb ich für knapp zwei Jahre zum Vegetarier wurde.

Nachdem ich das Medizinstudium abgeschlossen hatte, machte ich in London eine Zusatzausbildung zum diplomierten Tropenmediziner. Dabei erfuhr ich, dass auch in tropischen Gefilden durch die Verwestlichung der Ernährung die Zivilisationserkrankungen im Vormarsch sind. Und das deshalb, weil sich unser Darm über Jahrtausende an ein Nahrungsmuster gewöhnt hat. Damals begriff ich, dass eine schnelle Änderung der Ernährung zu Krankheiten führt, die durch eine Besinnung auf das überkommene Muster auch wieder aus der Welt zu schaffen sind. Mein Interesse war geweckt.

Es folgten eine Weiterbildung zum Arzt für Naturheilverfahren und das Angebot, in einem Gesundheitszentrum die ärztliche Leitung zu übernehmen. Es war auf die Regeneration des Darmes spezialisiert. Behandelt wurde nach dem Konzept eines österreichischen Arztes, Franz Xaver Mayr, der die funktionelle Verbesserung des Verdauungstraktes im Auge hatte.

Zum ersten Mal stellte ich da fest, dass der Darm an unserem Gesundheitszustand intensiv beteiligt ist. Ich konnte erleben, wie sich auf diesem Weg Erkrankungen verbesserten oder ausheilten, die auf den ersten Blick nicht im Zusammenhang mit dem Darm zu stehen schienen. Auf diesem Gebiet habe ich inzwischen über 20 Jahre Wissen gesammelt und erfolgreich therapiert.

Ich habe dieses Buch geschrieben, um Ihnen das nötige Wissen zu vermitteln, das es Ihnen ermöglichen wird, aus eigener Kraft zu einer gesunden Ernährungsweise zurückzufinden.

In einer Zeit, in der der menschliche Verdauungstrakt durch ein nicht mehr überschaubares, zum Teil industriell verändertes Nahrungsangebot überlastet wird und in der wir häufig zu schnell, zu viel und zu oft essen, müssen wir uns an die Grundlagen einer gesunden Ernährung erinnern. Das ist hilfreicher, als ein extremes Ernährungskonzept nach dem anderen auszuprobieren, um dann festzustellen, dass genau unser Darm damit nicht zurechtkommt.

Sie werden erfahren, was genau sich in unserem Magen abspielt und an welchen Stellen Sie – über Ihr Essverhalten – positiv auf den wundersamen Verdauungsvorgang einwirken und damit Ihre Gesundheit entscheidend beeinflussen können. Alles, was Sie auf der Toilette erleben, Farbe, Geruch und Beschaffenheit Ihrer Ausscheidungen, wird Ihnen in Zukunft Hinweise auf die Funktionsfähigkeit Ihres Verdauungssystems geben.

Bei wenigen Menschen ist es von Vorteil, vollständig auf bestimmte Nahrungsmittel zu verzichten. Für die meisten ist es wichtig, einfach nur auf die Qualität zu achten und ein bestimmtes Maß zu respektieren. Gute Milchprodukte zum Beispiel sind in der richtigen Dosierung nicht für jeden schlecht, genauso wenig wie gutes Brot für jeden Gift ist. Nur weil die Krücke für jemanden, der sich das Bein gebrochen hat, eine tolle Hilfe ist, muss nicht jeder mit einer Krücke herumlaufen.

Sie werden erfahren, bei welchen Erkrankungen es einfach gut ist, zu wissen, dass und wie der Darm ursächlich beteiligt ist.

Ich möchte Ihnen nicht nur zeigen, was schiefgehen kann. Ich möchte Ihnen vor allem zeigen, mit welch einfachen Mit-

teln Sie Ihre Verdauung in den Griff bekommen. Zum einen über Ihr Essverhalten. Zum anderen über ein 10-tägiges Fitnessprogramm für Ihren Darm. Mit diesem Fitnessprogramm habe ich in meiner über 20-jährigen Erfahrung in der Diagnostik und Therapie nach F. X. Mayr beste Erfahrungen gemacht: Der Darm bekommt Ruhe und Schonung, ein idealer Weg, um nicht nur den Darm glücklich zu machen, sondern auch um Krankheiten vorzubeugen.

Ich möchte Sie vor allem in die Lage versetzen, selbst entscheiden zu können, welche Nahrungsmittel die richtigen für Sie sind und welchen Sie besser aus dem Weg gehen. Ganz einfach, weil sie Ihnen nicht bekommen, zu Blähungen führen oder Ihren Stuhlgang zu einer stinkenden Masse werden lassen. Oft wird es schon ausreichen, wenn Sie richtig gut kauen. Um Ihnen die Entscheidung zu erleichtern, habe ich die häufigsten Nahrungsmittel auf ihre Verdaulichkeit hin beurteilt.

Die Veränderungen unserer Ernährungsweise, das veränderte Nahrungsangebot und viele zum Teil sehr widersprüchliche Empfehlungen auf diesem Gebiet lassen Sie vermutlich verwirrt zurück. Ich möchte Ihnen helfen, das Richtige für Ihren Darm und Ihre Gesundheit herauszufinden und sich nicht von den aktuellen aufgeregten Diskussionen über Darm und Ernährung irritieren zu lassen. Das Buch beruht auf den eigenen Erfahrungen aus meiner Praxis und den wissenschaftlichen Erkenntnissen zu den angesprochenen Themen. Da es jedoch um die gute Lesbarkeit und Nachvollziehbarkeit geht, habe ich versucht, den Lesefluss nicht durch viele Quellenangaben zu unterbrechen. Quellen und weiterführende Literatur finden Sie im Anhang.

Ach du schöne Scheiße – warum das Produkt so wichtig ist

Die Eskimos haben 20 verschiedene Wörter für Schnee. Ein Irrglaube, dass wir das nicht haben. Sobald wir mit viel Schnee leben oder gar auf irgendeine Weise im Alltag von ihm abhängig sind, haben wir mindestens genauso viele Wörter. Jeder Skifahrer wird das bestätigen. Das fängt beim Schneeregen an (welch ein Graus, wenn es ausgerechnet dann raus auf die Piste geht) und hört beim Pulverschnee auf. Die Eskimos haben dafür jeweils ein eigenes Wort. Wir hingegen setzen die Wörter zusammen.

Wir haben nur ein Wort für Scheiße. Und das ist unglaublich. Gut, Kacke wäre eine weitere Möglichkeit, und Sie würden da sicher noch ein paar weitere finden, aber bedeuten diese Wörter für uns alle nicht genau das Gleiche? Tatsächlich gibt es endlos viele Variationen dieser Substanz, die, man glaubt es kaum, weitreichende Konsequenzen für unsere Gesundheit haben.

Es gibt Variationen der Farbe von hellen Gelb- und Brauntönen bis zu Dunkelbraun oder gar Schwarz. Die Konsistenz von wässrig, flüssig über weich, breiig bis sehr fest. Dünn wie ein Bleistift, kugelig wie beim Schaf oder eine richtig dicke Wurst. Klebrig, schleimig, blutig – ich bin mir sicher, dem einen oder anderen fällt da noch mehr dazu ein. Oder etwa nicht? Doch kaum jemand macht sich darüber Gedanken, dass wir aus der Beschaffenheit auf die Gesundheit des Organs schließen können, das uns ernährt und somit an Wichtigkeit kaum zu übertreffen ist: auf die Gesundheit unseres Darms.

Bei unseren vierbeinigen Freunden legen wir wesentlich mehr Sensibilität an den Tag. Man stelle sich einmal folgendes Geschehen vor: Unser fast bester Freund oder, sagen wir, zumindest der beste auf vier Beinen setzt einen breiigen Haufen an den Straßenrand. Nun gut, damit müssen wir erst mal leben. Also die Plastiktüte über die Hand und geschaut, ob da auch etwas Festes dabei ist, was man entsorgen kann. Wir würden bei uns selbst – Brei oder nicht – auf einen Knopf drücken oder an einem ziehen, und das Problem wäre gelöst. Wie sehr wir uns nun angesichts des Breihaufens unseres besten Freundes diesen Knopf wünschen!

Erst einmal schauen, ob es Zeugen gibt. Der Hund gehört nicht zu mir, mein bester Freund gehört nicht zu mir! Ich habe den noch nie vorher gesehen. Mit ein bisschen Glück war er auch gerade nicht an der Leine. Erst mal unauffällig die Straßenseite gewechselt. Und dann? Vielleicht einen Termin beim Tierarzt machen? Mein bester Freund hat vielleicht einen Darmkatarrh oder Würmer oder beides oder noch Schlimmeres. Sein Fell glänzt auch schon ein paar Tage nicht mehr so richtig. Klar, dass da etwas mit dem Futter oder seinem Darm nicht in Ordnung ist. Würde es sich um uns handeln, würden wir das Shampoo wechseln und erfolglos auf diese Weise versuchen, das Problem zu lösen. Die Verdauung kommt uns gar nicht erst in den Sinn.

Stellen wir uns vor, nachdem unser vierbeiniger Freund sein Häufchen gemacht hat, ist sein Hinterteil total verschmutzt, und wir müssen ihm mit einer Rolle Toilettenpapier, die wir wie die Plastiktüte zum Glück nicht vergessen haben, den Hintern sauber rubbeln. Auch da würden wir wenige Stunden später mit unserem Freund im Wartezimmer des Tierarztes Platz nehmen. Nicht nur, weil uns das Sauberrubbeln auf die

Nerven gehen würde, sondern weil wir uns sicher wären, dass da mit dem Darm irgendetwas nicht stimmt.

Möglicherweise hat er einen stark stinkenden Haufen abgesetzt, der den Bürgersteig für eine Stunde unbegehbar macht. Zum Glück haben wir das Deospray eingesteckt und können nach pflichtgerechter Entsorgung der Ausscheidungen die noch auf der Straße klebenden Reste neutralisieren. Und dann erst recht – ab zum Tierarzt.

Wenn wir uns nicht darum kümmern, steht der Tierschutz vor der Tür, weil wir für die Gesundheit unserer vierbeinigen Freunde verantwortlich sind.

Für uns selbst gilt das alles nicht. Wir kennen unseren Darm nicht und nehmen seine Zeichen nicht wahr, krank kennen wir ihn schon gar nicht, es sei denn, eine Darmverschlingung jagt uns ins Krankenhaus.

Haben Sie Lust auf ein bisschen Toilettengeschichte?

Die ersten Tiefspültoiletten wurden Mitte des 19. Jahrhunderts in Amerika patentiert und fanden schnell den Weg über England nach Europa. Die Möglichkeit, über unseren Stuhl auf die Darmgesundheit zu schließen, war durch diese Erfindung fast nicht mehr gegeben. Schwimmt oder stinkt. Schwimmt und stinkt. Mehr Informationen waren mit diesen neuen Toilettenmodellen nicht mehr zu bekommen. Die übel riechenden Ausscheidungen, die ein kranker Darm abzusetzen in der Lage ist, sollten, und das ist sicherlich ein Argument für die Entwickler gewesen, die Luft in einem Bruchteil einer Sekunde passieren und dann im tiefen Blau verschwinden. Trotz dieser sehr kurzen

»Luftpassagezeit« kommen unermüdlich neue Raumsprays, Kloreiniger und die kleinen duftintensiven Pölsterchen direkt in der Schüssel zum Einsatz. Warum kommt das niemandem seltsam vor?

Im deutschsprachigen Raum haben sich die Flachspüler am längsten gehalten. Bei dieser Variante wird der Kot sicht- und riechbar auf einem kleinen Plateau zwischengelagert, um dann wasserfallartig in die Kanalisation gespült zu werden.

Nur im deutschsprachigen Raum gibt es sie noch! Im Sanitärhandel wird man zwar ein bisschen komisch angeschaut, wenn man sie bestellt, aber sie werden noch produziert. Und das ist richtig gut.

Nicht nur für die tägliche Inspektion von Farbe, Konsistenz und Geruch, sondern auch dann, wenn für eine genauere Untersuchung beim Arzt eine Stuhlprobe gebraucht wird. Wie kommt man bei einem Tiefspüler an die Stuhlprobe, die man mit einem kleinen Löffelchen ins kleine Röhrchen schieben soll? Sie werden es kaum glauben, aber Sie müssen dann einen Papierstreifen vom linken zum rechten Toilettenrand wie eine Hängebrücke über den Amazonas spannen, und dann geht es darum, den Streifen zu treffen. Kein Kinderspiel!

Hilft uns das Tiefspülerklo nicht weiter, gibt es eine weitere Möglichkeit, etwas über die Gesundheit des Darms zu erfahren: das Toilettenpapier. Prima wäre, keines zu brauchen. Diese Zeiten haben wir alle schon einmal erlebt, wenn auch nicht allzu oft. Man fühlt sich richtig gut. Als wäre die Welt in Ordnung. Der intakte Dickdarm überzieht den Kot mit einer Schleimschicht, die verhindert, dass der After verschmutzt wird. Bei unserem vierbeinigen Freund empfinden wir das als selbstverständlich.

Jeder von uns braucht im Durchschnitt 15 Kilo Toilettenpapier jährlich. Wir denken, das sei normal. Vielleicht kommt uns dabei der Regenwald in den Sinn, aber sicher nicht unsere eigene Gesundheit.

Der Gebrauch von Toilettenpapier, der uns in der heutigen Zeit trotz eingebauter Tiefspültoiletten noch wichtige Hinweise auf unsere Darmgesundheit geben kann (denken wir nur an Blutspuren), wird uns vielleicht auch bald nicht mehr zur Verfügung stehen. Denn hoch entwickelte Spül- und Föhnverfahren erobern den Markt. Oftmals ist der After nur noch auf diese Weise sauber zu bekommen.

Nun aber zu einer Grundfrage: Wie sollte der von einem gesunden Darm abgesetzte Stuhl aussehen? Wie sollte er riechen? Und wie sollte er beschaffen sein?

Die meisten Menschen haben da gar keine Vorstellung. Sie schauen nur in die Schüssel, wenn sie sich übergeben müssen.

Es gibt keine Körperausscheidung, die bei uns mehr Ekel hervorruft. Das muss nicht so sein. Deshalb möchte ich den Inhalt beschreiben. Vielleicht hilft Ihnen ein größeres Verständnis, den Ekel zu nehmen.

Ein Teil besteht aus Nahrungsresten, die wir nicht verdauen können und die auch den bakteriellen Vorgängen in unserem Darm nicht zum Opfer fallen. Eine ballaststoffreiche Kost erhöht diesen Anteil und somit auch die Menge des Kots.

Dann finden wir einen Teil abgestorbener Schleimhaut. Genau wie sich unsere Haut ständig erneuert, erneuert sich auch unsere Darmschleimhaut. Der Darm hat eine aus Schleimhaut bestehende Oberfläche von ca. 300 m^2. Die Schleimhaut des Dünndarms wird alle zwei bis drei Tage erneuert. Alle zwei bis drei Tage also 300 m^2 Schleimhaut in der Toilette. Das ist eine Menge. Bei Darmentzündungen oder Reizungen erhöht sich die Menge an ausgeschiedener Schleimhaut. Genau wie sich nach einem Sonnenbrand auf dem Rücken die Haut schneller erneuert und zum Teil sogar fetzenweise vom Rücken abgelöst werden kann. Auf diese Weise wird die Menge des Stuhles erhöht, und wir haben mehr Stuhlgang.

Ein weiterer Bestandteil sind Bakterien – tote und lebendige. Würden wir uns in unserer Umgebung, mit einem Mikroskop ausgerüstet, auf die Suche machen, würden wir feststellen, dass die Bakterien überall zu finden sind. Auf dem Tisch, dem Stuhl, dem Fußboden. Einfach überall. Bei unseren Verdauungsresten macht das gut ein Drittel der ausgeschiedenen Menge aus. Der Dickdarm, der quasi zur Außenwelt gehört und deshalb das Keimwachstum fördert, ist von großen Mengen Bakterien und auch Pilzen besiedelt.

Also: Abgestorbene Schleimhaut und Bakterien und Unverdauliches bestücken das, was wir unbesehen in die Spülung jagen. Bei einer gesunden Verdauung kein Grund zum Ekeln – und riecht auch nicht. Eklig wird es erst, wenn der Darm seine Arbeit nicht richtig macht und Gärungs- und Fäulnisprozesse die Ausscheidungen in eine übel riechende, klebrige, mehr oder weniger feste Masse verwandeln.

Bei der Farbe gibt es, bedingt durch unterschiedliche Nahrungsmittel, viele gesunde Variationen. Also keine Sorge! Von hellem bis dunklem Braun über Grüntöne nach einer Spinatmahlzeit, rötlich nach Roter Bete oder sogar schwarz nach einer Blutwurst. Aber Achtung: Grün ohne Spinat, rot ohne Rote Bete und schwarz ohne Blutwurst – das sind Hinweise auf eine ernsthafte Erkrankung.

Beim Geruch merkt man am schnellsten, dass etwas nicht stimmt: Riechen sollte der Stuhl fast nicht. Riecht er sauer, faulig, aashaft, ist es kein gesunder Stuhl! Auch die Konsistenz gibt Auskunft: Sehr hart und knollig ist der normale Stuhl genauso wenig wie wässrig oder breiig.

Wie oft der Mensch Stuhlgang hat, ist zu Unrecht das einzige Kriterium, mit dem auf die Darmgesundheit geschlossen wird. 5-mal am Tag ist zu viel und 1-mal die Woche zu wenig. Normal wäre einmal täglich morgens. Aber auch 2-mal täglich ist normal, wenn die oben genannten Stuhleigenschaften normal sind.

Jetzt nehmen wir einmal an, Sie besitzen einen dieser glücklichen Därme. Der Stuhlgang ist regelmäßig, wohlgeformt, fast geruchlos, und Sie haben das Toilettenpapier nur in Reichweite, weil Sie die darauf gedruckten Witze so lustig finden oder weil Ihnen das Blumenmuster so gut gefällt. Dann können Sie dieses Buch aus der Hand legen und etwas anderes Interessantes machen.

Vielleicht ist aber jemand in der Familie oder im Freundeskreis, der dieses Glück nicht hat und dem Sie wertvolle Ratschläge geben möchten. Oder Sie wollen einfach nur wissen, was mit Ihrem Arbeitskollegen nicht in Ordnung ist, der vor einigen Tagen die Toilette in der Firma kurz vor Ihnen benutzt hat, und Sie sich noch eine halbe Stunde später gefühlt haben wie nach einem Giftgasangriff. Dann sollten Sie weiterlesen.

Den Ablauf der gesamten Verdauung kann man mit einem Fließband in einer Fabrik vergleichen. An jedem Verdauungsabschnitt arbeiten einer oder mehrere Arbeiter. Der Kot ist das fertige Produkt.

Wenn in der Fabrik alles richtig läuft, dann kann man das an der Qualität des Produkts sehen. Wenn irgendetwas mit dem Produkt nicht in Ordnung ist, dann muss man sich in der Fabrik umsehen und die Stelle suchen, an der Mist gebaut wurde. Genau auf diese Reise möchte ich mich mit Ihnen machen.

Wir werden Fehler finden, die mit einfachen Mitteln selbst zu beheben sind, und Fehler, bei denen wir ärztliche Hilfe in Anspruch nehmen müssen, bei denen fachmännische Untersuchung und Rat notwendig sind.

Um im folgenden Kapitel den Überblick zu bewahren, ist es hilfreich, sich den Verdauungstrakt einmal genauer anzusehen:

Verdauungstrakt

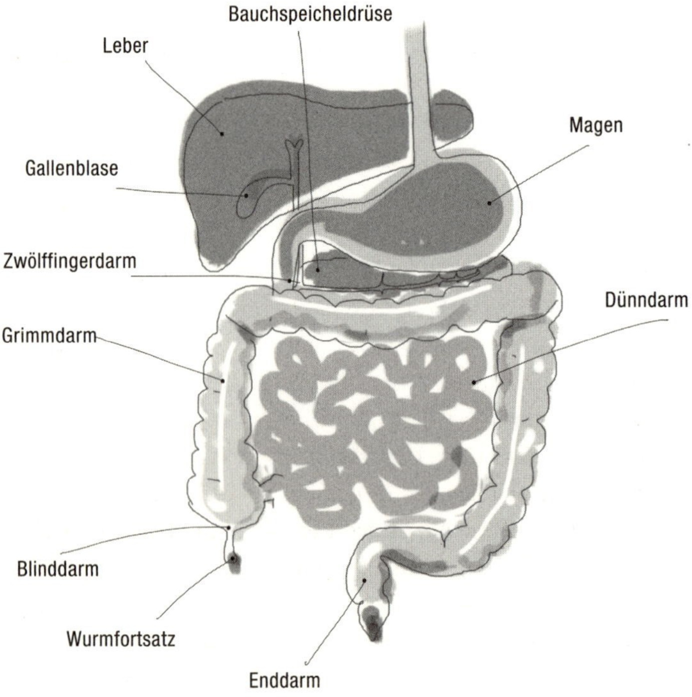

1.
Die Wege der Verdauung – ein Reiseführer

Ungenutzte Möglichkeiten: riechen, schmecken, kauen

Geschmack und Geruch

Unsere Zellen verbrauchen Energie. Um diese bereitstellen zu können, müssen wir Nahrung aufnehmen. Das hört sich für einen Gourmet nicht sehr überzeugend an, und es wäre schade, wenn wir unser Essen auf diese rein physikalische Ebene reduzieren würden. Im Grunde ist das jedoch unser Antrieb.

Wer aber sagt uns, was gut für uns ist und was nicht? Was kaufen wir und was besser nicht? Unsere Sinnesorgane entscheiden darüber.

Allein das Auge entscheidet mehrheitlich in allen deutschsprachigen Ländern. In den Mittelmeerländern kommt oft noch der Tast- und Geruchssinn mit ins Spiel. Früchte und Gemüse werden in besserer Qualität gekauft und gegessen, wenn wir unserer Schaltzentrale, dem Gehirn, über die Sinnesorgane möglichst viele Informationen zukommen lassen. In Frankreich lernt man das in der Schule. »Classes du Goût« sind dort fester Bestandteil des Lehrplanes, indem schon die ganz Kleinen das Auge, den Tast-, Geschmacks- und Geruchssinn trainieren, um später richtig einkaufen und genießen zu können. Zugegeben, wer bei uns Gemüse oder Obst vor dem Bezahlen betatscht oder beschnüffelt, macht sich keine

Freunde. Sinnvoll wäre es trotzdem. Man würde feststellen, dass eine in Holland oder Spanien unreif geerntete Tomate zwar einen langen Weg zurückgelegt hat, aber nie begonnen hat, nach irgendetwas zu riechen. Wenn man sich dann entschließt, die Tomaten trotzdem mit nach Hause zu nehmen, wird man daheim feststellen, dass es mit dem Geschmack auch nicht weit her ist.

Wenn das Tomatengericht dann zubereitet ist, kommt nach dem Geruch noch der Geschmack dazu. 10 000 Geschmacksknospen helfen uns bei der richtigen Beurteilung, mehr als bei jedem Tier. Eine Katze hat gerade einmal 500. Katzen sind Fleischesser. Sie würden nicht auf die Idee kommen, Wurzeln, Gemüse, Pilze oder Getreide zu verspeisen. Deshalb brauchen sie für diese Nahrungsmittel auch keine Knospen, die unterscheiden, ob sie gut oder schlecht sind. Katzen haben zudem ein gut ausgebildetes und trainiertes Riechorgan, das schon vor dem Schmecken arbeitet. Wenn man einer Katze etwas Verdorbenes vor die Nase stellt, wird sie die Nase rümpfen und davonlaufen. Manch eine Lebensmittelvergiftung würde uns erspart bleiben, wenn wir unsere Nase mehr einsetzen würden. Denken Sie an eine verdorbene Muschel oder Auster oder an verdorbenes Fleisch. Das kann man riechen.

Geruch und Geschmack sind eng miteinander verbunden. Sie hatten sicher schon einmal einen Schnupfen und konnten nicht mehr gut riechen. Das Geschmackserlebnis beim Essen war dann auch nur noch mangelhaft. Oder halten Sie sich beim Essen einmal die Nase zu: Da können Sie fast nicht mehr schmecken.

Wie aber lassen wir die Geschmacksknospen zum reinsten Feuerwerk werden? Um den Geschmack zu nutzen, ob zur Lebensmittelwahl oder einfach, um zu genießen, muss man die Speise möglichst lange im Mund belassen. 2-mal beißen und hinunterschlucken, das ist nicht ausreichend, um die Geschmacksknospen zu aktivieren. Werden sie jedoch aktiv und das Essen schmeckt uns, dann geschieht Erstaunliches: Das Gehirn schüttet Dopamin, Serotonin und körpereigene Opioide aus. Das sind Botenstoffe, die uns nach einer Mahlzeit nicht nur satt, sondern auch rundum zufrieden machen.

Leider ist der Geschmack leicht zu überlisten. Ein für uns gesundes und hochwertiges Nahrungsmittel schmeckt gut. Daran merken wir, dass wir die richtige Wahl getroffen haben. Doch Nahrungsmitteln, die durch die industrielle Fertigung ihren Geschmack verloren oder vielleicht niemals nach etwas geschmeckt haben, werden Geschmacksstoffe, sogenannte Aromen, beigegeben.

Die Nahrungsmittelindustrie arbeitet seit vielen Jahrzehnten auf dieser Basis. Der größte Teil der in unserer Zeit verzehrten Nahrung würde ohne diese Aromen niemals auf unseren Tisch gelangen. Würde man solches Essen ausschmecken, also lange kauen und genüsslich im Mund behalten, würde man bemerken, dass der Geschmack der Aromen sehr schnell verfliegt – im Gegensatz zum Geschmack eines hochwertigen, für uns gesunden Nahrungsmittels. Es wäre einfach zu unterscheiden. Das sollten Sie einmal ausprobieren!

Der Geschmack macht noch mehr. Er leitet die Verdauung ein. Schmecken wir etwas Süßes, wird die Bauchspeicheldrüse angeregt, Insulin zu produzieren. Insulin brauchen wir, um den mit der Nahrung aufgenommenen Zucker zu verwerten. Aber Vorsicht, das Reservefett, das manch einer gerne los wäre, wird nicht mehr abgebaut, wenn das Insulin am Arbeiten ist. Der Fettabbau wird blockiert. Es wäre nicht sehr ökonomisch, Reservefett abzubauen, wenn energiereicher Zucker im Anmarsch ist. Süßes zwischen den Mahlzeiten zu essen, wirkt so auf zweierlei Arten negativ auf die Energiebilanz.

Wir können davon ausgehen, dass auch bei anderen Geschmacksempfindungen die Verdauung vorbereitet wird. Spielen Sie mit mir einen interessanten Gedanken durch: Wir essen einen Joghurt mit künstlichem Erdbeergeschmack, also mit Erdbeeraromen. Die Arbeiter unten am Fließband in der Verdauung werden informiert, sie nehmen die für die Verdauung von Erdbeeren notwendigen Werkzeuge zur Hand. Leider kommt aber alles Mögliche, nur nicht die erwartete Frucht. Über die Auswirkungen, die diese Täuschung einleitet, wissen wir leider so gut wie nichts. Aber man kann sich sehr gut vorstellen, dass manch ein Arbeiter mit den falschen Werkzeugen in der Hand nach einer Weile ziemlich deprimiert ist und nicht mehr so gerne zur Arbeit kommt. Streik im Darm könnte die Antwort sein, wenn dann mal wieder eine echte Erdbeere im Anmarsch ist.

Fazit: Setzen Sie bei der Auswahl Ihrer Nahrungsmittel sowie bei deren Aufnahme alle zur Verfügung stehenden Sinne ein, Sie werden mehr Freude beim Essen haben und gesundheitlich profitieren.

Gut gekaut ist halb verdaut!

Kauen ist der erste Verdauungsabschnitt und, wie Sie sehen werden, auch der letzte, an dem Sie sich aktiv beteiligen können.

Deshalb ist er für uns so immens wichtig. Die Verdauung im Mund besteht vor allem aus der Produktion von Speichel und dem aktiven Teil: kauen.

Speichel kann auch ohne unser Zutun produziert werden, da läuft uns sprichwörtlich das Wasser im Mund zusammen. Und das auch schon, ohne dass wir etwas im Mund haben. Unser

Gehirn, die oberste Schaltzentrale, hat in diesem Fall schon Informationen der Augen verarbeitet, die etwas Leckeres gesichtet haben, oder aber rein gedankliche Informationen, die aus einem Wunsch, etwas Süßes zu essen, entstanden sind. Wir kennen zwei verschiedene Speichelqualitäten. Zum einen den Verdünnungsspeichel, der wie Wasser im Mund zusammenfließt, um zum Beispiel ein scharfes Gericht oder auch eine sehr süße Speise auszugleichen.

Im Gegensatz dazu wird die zweite Speichelqualität, der Gleitspeichel, durch aktives Kauen produziert. Er ist nötig, um unsere Speisen gleitfähig zu machen. Ohne diesen Speichel hätten wir Schwierigkeiten, den Speisebrei die Speiseröhre hinunterzubefördern. Da gibt es natürlich einen Trick, unter dem allerdings die Verdauung leidet. Wir können mit einem Getränk das Essen auch ungekaut, ohne zuvor den notwendigen Speichel produziert zu haben, den Rachen hinunterspülen! Wie Sie später sehen werden, leidet unser Magen darunter.

Zum anderen enthält der Gleitspeichel ein Enzym, das beginnt, Kohlenhydrate zu verdauen. Die Spaltung der langen Kohlenhydratketten, die wir als Stärke bezeichnen, beginnt also schon im Mund.

Das schmecken Sie bei einem kleinen Experiment: Kauen Sie ein altes Stück Brot mindestens 30-mal, dabei bemerken Sie, wie der Brei im Mund langsam süß wird. Die kurzkettigen, enzymatisch gespaltenen Zucker schmecken wir süß, die langkettigen nicht.

Durch Kauen wird der notwendige Gleitspeichel produziert, das ist aber längst nicht alles. Die Nahrung wird durch das Kauen zerkleinert, um eine regelrechte Verdauung zu gewährleisten, und dabei wird der Geschmack aktiviert. Über ein intensives Geschmackserlebnis erreichen wir ein Sättigungsgefühl, das sogenannte »sensory-specific satiety«, das nichts mit einem vollen Magen zu tun hat und mit dem wir eine Mahlzeit ohne Völlegefühl und Müdigkeit beenden können.

Wer mehr kaut, nimmt weniger Kalorien zu sich, wie eine Studie ergab, bei der das Essverhalten von schlanken und übergewichtigen Männern per Videokamera analysiert wurde. Die Übergewichtigen nahmen keine größeren Bissen als die Normalgewichtigen, aber sie aßen schneller, kauten weniger und tafelten länger. Es konnte gezeigt werden, dass bei gutem Kauen im Mittel 11,9 Prozent weniger Kalorien aufgenommen wurden. Wenn wir bei einer täglichen Kalorienaufnahme der Normalgewichtigen von ca. 2000 Kilokalorien ausgehen, sind das pro Tag ca. 238 Kilokalorien mehr. Im Jahr entsteht dadurch ein Überschuss von ca. 86 870 Kilokalorien. Das entspricht ca. 10 Kilogramm Fett! Natürlich spielen hier Bewegung, Stress und viele andere Faktoren eine Rolle.

Aber warum wurden weniger Kalorien aufgenommen? Das gründliche Kauen führt im Blut zu einer Abnahme des appetitstimulierenden Hormons Ghrelin. Gleichzeitig wird im Blut ein Anstieg von Glucagon-like Peptide 1 und Cholecystokinen gemessen, beides sind Hormone mit appetithemmender Wirkung.

Das ist aber noch nicht alles: Kauen führt zu einer verbesserten Durchblutung des Gehirns und steigert die geistige Leistungsfähigkeit. Nach einer Operation am Darm beschleunigt ausgiebiges Kauen den Heilungsprozess. Ein nach Darmoperationen immer wieder auftretender Darmverschluss kann durch intensives Kauen verhindert werden. Damit konnte nachgewiesen werden, dass gutes Kauen einen erheblichen Einfluss auf die Verdauung, den gesamten Stoffwechsel und die Durchblutung des Gehirns hat.

Warum sehen wir trotzdem selten jemanden richtig gut kauen? Das war nicht immer so. Wir kennen alle das Sprichwort »gut gekaut ist halb verdaut«. Und wir können uns noch erinnern, wie unsere Großmutter bei Tisch darauf hinwies, dass wir jeden Bissen 32-mal kauen sollen. Diese Regel wurde vom britischen Staatsmann William Gladstone (1809–1898) aufgestellt, der davon überzeugt war, dass wir, weil wir 32 Zähne haben, jeden Bissen 32-mal kauen sollten. Horace Fletcher konnte zeigen, wie wir durch gutes Kauen unsere Gesundheit erhalten oder wiederherstellen können. Franz Xaver Mayr (1875–1965) nutzte das Kautraining in seinen Kuren, um die Leistungsfähigkeit des Verdauungstraktes wiederherzustellen, wodurch viele seiner Patienten gesundeten. Wie konnte all dieses Wissen verloren gehen?

Bis Mitte des 20. Jahrhunderts wurde von uns erwartet, dass wir etwas für unsere Gesundheit tun. Jeder Einzelne war für seine Gesundheit mitverantwortlich. Je einfacher die Methode, desto beliebter. Kauen, das stand fest, verbessert die Verdauung und auf diesem Weg die Gesundheit. In einer Gesellschaft, die mehr und mehr mit dem Überfluss zu kämpfen hatte, in der das Gesundheitssystem dem einzelnen Individuum jegliche Verantwortung abnahm, gingen diese Grundlagen für ein gesundes Leben verloren. Die Wartezimmer der Ärzte füllten sich, und es gab für so ziemlich alles eine Tablette oder eine Spritze. Die entstehende Fast-Food-Gesellschaft löste die bestehende Esskultur ab, und in dieser Entwicklung ging das Wissen über das gesund erhaltende Kauen verloren.

Die für Mahlzeiten zur Verfügung stehende Zeit wurde immer kürzer. Bei kürzeren Mahlzeiten wurde schneller und am Ende mehr gegessen. Gutes Kauen wurde fast unmöglich. Der Anteil der industriell gefertigten Gerichte stieg und somit auch der Einsatz von Aromen, die den Mahlzeiten den Geschmack zurückgeben sollten, den sie bei der industriellen Fertigung verloren hatten. Dies macht die Rückkehr zur früheren Esskultur schwer. Wenn nach ein paar Mal Kauen die Aromastoffe verflogen sind, macht es einfach keine Freude, weiterzukauen. Wir versuchen unweigerlich den Bissen schnell auf die Reise zu schicken.

Bei gutem Kauen dauern die Mahlzeiten natürlich länger. Das ist wahr, wenn Sie langsam gut kauen. Zeitlupenkauen. Fürchterlich. Dann sind Sie noch nicht mit der Vorspeise fertig, wenn die anderen am Tisch bereits bei der Nachspeise sind. Man wird nicht mehr zum Essen eingeladen. Aber man kann auch schnell gut kauen! Trainingsanleitungen finden Sie im 3. Kapitel des Buches.

Vor gut 100 Jahren machte Horace Fletcher von sich reden, indem er durch übertriebenes Kauen seine Gesundheit und die seiner Nachahmer zum Guten wendete. Seine Geschichte wird Ihre Kaumuskeln aktivieren.

Horace Fletcher

Der Kau-Guru Horace Fletcher wurde im Jahr 1849 in den Vereinigten Staaten von Amerika geboren. Er war ein sehr erfolgreicher Geschäftsmann. Die Fabrikation und der Handel mit Käse machten ihn zu einem wohlhabenden Mann. Bei einer Körpergröße von 164 cm brachte er im Alter von 49 Jahren 98,6 Kilo auf die Waage. Sein Bauchumfang betrug 155 cm. Mit kleinen Hochs und Tiefs kämpfte er bereits 15 Jahre lang mit seinem Gewicht und mehr und mehr mit seiner Gesundheit. Er fühlte sich müde, kraft- und energielos, war kurzatmig und litt unter Herzrhythmusstörungen. Seine Gelenke waren von der Gicht geplagt. Er war sich darüber im

Klaren, dass er wahrscheinlich nicht mehr lange leben würde, und machte sich an die Verbesserung seines Zustandes.

»Du musst mehr laufen und besser kauen«, hatte ihm ein rüstiger älterer Herr empfohlen. Einen Versuch war es wert. Mitte Juni des Jahres 1897 begann er mit seinem Versuch. Jeder Bissen wurde, zugegeben etwas übertrieben, gekaut und eingespeichelt, bis aller Geschmack daraus verschwunden war und er ganz ohne aktives, bewusstes Schlucken den Rachen hinunterglitt.

Das Resultat war verblüffend. Am 10. Oktober betrug sein Körpergewicht 73,7 Kilo. Sein Bauchumfang reduzierte sich um 60 Zentimeter. In der Zeit des Experimentes begnügte er sich mit einer täglichen Mahlzeit (er wollte sein Gewicht schnell reduzieren), die aus etwa 30 Bissen bestand und bei der er ungefähr 2500-mal kaute. Die Mahlzeit dauerte gut 30 Minuten. Auf dem Speiseplan standen vor allem Fleisch- und Fischgerichte in Kombination mit Kartoffeln und Gemüse, Brot und Butter. Zwischen den Mahlzeiten trank er Wasser.

Einige Wochen lang machte ihm sein über die Jahre müde gewordener Verdauungstrakt Sorgen. Stuhlgang hatte er zunächst nur sehr unregelmäßig. Als sich dann aber wieder eine Regelmäßigkeit einstellte, war der Stuhlgang oder die »Verdauungsasche«, wie er es nannte, völlig geruchlos.

Sein Allgemeinbefinden hatte sich in nur vier Monaten komplett gewandelt. Er fühlte sich kräftig und leistungsfähig. Seine Gelenke waren schmerzfrei. An manchen Tagen fuhr er über 150 km mit dem Rad, ohne danach über Schmerzen zu klagen oder zu ermüden. Und Fahrräder der damaligen Zeit können wir uns gut als Tretmaschinen vorstellen, die mit den heutigen Modellen nicht viel gemein hatten.

Horace Fletcher schrieb mehrere Bücher zu diesem Thema, die in viele Sprachen übersetzt wurden. Und er machte sich nach Europa auf, um seine Erkenntnisse zu verbreiten. Zunächst fand er wissenschaftliche Unterstützung an der Universität von Venedig und wurde dann von Professor Sir Michael Foster, dem damaligen Präsidenten der englischen physiologischen Gesellschaft, nach Cambridge geladen und konnte dort seine Theorie weiter untermauern.

Zuletzt wurden durch Professor Russell Chittenden, zu dieser Zeit Präsident der amerikanischen physiologischen Gesellschaft, Versuche unternommen, die zeigen konnten, dass die körperliche und geistige Leistungsfähigkeit von Fletcher der Leistungsfähigkeit von 20-jährigen, trainierten Studenten entsprach.

Anhänger seiner Methode waren Upton Sinclair, Henry James, John Rockefeller, Mark Twain und viele andere Persönlichkeiten.

Wenn Horace Fletcher nicht im Jahre 1919 im Alter von 69 Jahren wie 20 bis 40 Millionen Menschen der spanischen Grippe zum Opfer gefallen wäre, wäre er vielleicht im Alter von 110 Jahren bei bester Gesundheit für immer eingeschlafen, und Fast Food hätte sich vielleicht nicht verbreitet.

Durch dick und dünn – richtig verdaut war gut gekaut

Schlucken oder würgen?

Der Vorgang des Schluckens ist der letzte Moment, den wir bewusst steuern können, ehe unser Verdauungsapparat ans Werk geht. Alles, was zwischen Schlund und Anus geschieht, können wir nicht aktiv beeinflussen. So können wir dem Magen keine direkten Befehle erteilen. Etwa wie: »Da habe ich wohl schlecht gekaut und etwas zu früh geschluckt. Ich weiß, es geht dir seit einiger Zeit nicht so gut. Kannst du bitte trotzdem versuchen, die Arbeit der Zähne nachzuholen?« Das funktioniert leider ganz und gar nicht.

Normalerweise geht schon beim Schlucken die Automatik los. Um das Schlucken zu regulieren, besitzen wir einen Schluck- und einen Würgreflex.

Der Schluckreflex wird ausgelöst, wenn der Speisebrei die Rachenwand berührt. Ist der Brei durch die Zähne genügend zerkleinert, schlucken wir unbewusst. Machen Sie folgenden Versuch: Nehmen Sie ein Stück altes Brot und kauen Sie es 30- bis 40-mal. Der Mund leert sich, ohne dass Sie bewusst, also aktiv schlucken.

Jetzt nehmen Sie wieder einen Bissen, kauen 2-mal darauf und versuchen ihn in Richtung Rachen zu schieben. Der Schlund zieht sich zusammen und befördert die Brocken wieder in den Mund zurück, damit sie erneut mit den Mundwerkzeugen bearbeitet und schluckfähig werden.

Dabei profitieren wir vom Würgreflex, er ist ein Schutzmechanismus, der verhindern soll, dass wir Dinge schlucken, die noch nicht genügend zerkleinert sind.

Durch aktives Hinunterschlucken lässt sich dieser Reflex überlisten, was manchmal durchaus sinnvoll ist, wenn es zum Beispiel darum geht, eine große Tablette oder Kapsel einzunehmen.

Leider wird dieser aktive Schluckakt meist dazu verwendet, schlecht gekaute Nahrungsmittel auf den Weg zu schicken. Beim schlecht gekauten Brot ist das natürlich nur bedingt möglich. Meist wird ein solcher Bissen mithilfe eines Getränks hinuntergespült, da der notwendige Speichel in der kurzen Zeit nicht in ausreichenden Mengen produziert wurde. Entsprechend nennt man das dann nicht schlucken, sondern hinunterspülen oder hinunterwürgen. Kein Wunder, dass so die hintere

Rachenwand immer unsensibler wird. Der Würgereflex wird seltener ausgelöst, und der Verdauungstrakt wird so immer öfter mit schwer Verdaulichem belastet.

Fehler werden hier oft schon im ersten Lebensjahr gemacht. Wenn ein noch mit wenig Zähnen ausgestattetes Kleinkind eine Mahlzeit bekommt, die zerkleinert werden müsste, wird es einen solchen Bissen immer wieder nach oben befördern. Man kann regelmäßig beobachten, wie der besorgte Elternteil sich mit einem Löffel abmüht, den Bissen erneut in Richtung Magen zu befördern. Ist der Würgereflex einmal ermüdet, war das Training erfolgreich. Von da an kann das Kind schlecht Gekautes in reichlichen Mengen herunterwürgen und den Verdauungstrakt vor Aufgaben stellen, denen er über die Jahre nicht gewachsen sein wird.

Klar, welche Frage Sie sich nun stellen sollten? Schlucken Sie Ihre Nahrung, würgen Sie diese, oder spülen Sie sie einfach hinunter?

Der Magen knetet alles klein – und mag keine Störenfriede

Der Weg in den Magen verläuft innerhalb weniger Sekunden durch die Speiseröhre, die den Speisebrei durch eine peristaltische Welle in Richtung Mageneingang schiebt. Diese peristaltische Welle funktioniert in jeder Körperlage. Wir müssen also nicht sitzen oder stehen, wir können auch im Liegen oder sogar auf dem Kopf stehend essen, und trotzdem erreicht der Brei den Magen.

Diese Art der Weiterbeförderung können wir uns im Zeitraffer folgendermaßen vorstellen: Ein kleines Stück der ringförmig angeordneten Muskulatur unserer Speiseröhre entspannt und weitet sich, nimmt den Brei auf und zieht sich gleich darauf wieder zusammen, wodurch der Brei ein kleines

Stück weitergedrückt wird. Dann wiederholt sich das ausgeklügelte Zusammenspiel so lange, bis der Brei den Schließmuskel am Mageneingang, einen weiteren Kontrollpunkt, erreicht.

Wird der Schließmuskel mit eiskaltem Wasser konfrontiert, verweigert er den Zugang zum Magen, und die eiskalte Flüssigkeit bleibt einige Sekunden in der Speiseröhre stehen, was einen Schmerz hinter dem Brustbein auslöst. Durch unsere Körpertemperatur wird die Flüssigkeit temperiert und dann langsam in den Magen weitergeleitet. Der Schmerz lässt nach. Durch schnell hinuntergestürzte eiskalte Flüssigkeiten wie auch durch viele Alkoholika, manche Gewürze oder manchmal einfach durch eine Tasse Kaffee können wir diesen Verschlussmechanismus stören, wodurch er dann nicht mehr das tut, was seine Hauptaufgabe ist.

Dieser Schließmuskel hat darauf zu achten, dass die Salzsäure aus dem Magen nicht in die Speiseröhre gelangt, denn dann bekommen wir Sodbrennen. Die Säure ist so stark, dass sie bei Kontakt mit der Speiseröhre eine Entzündung verursacht, was uns durch Brennen oder durch ein Druckgefühl hinter dem Brustbein bewusst wird.

Wir tun also gut daran, alles zu meiden, was uns Sodbrennen verursacht. Bei jedem kann das etwas anderes sein: der Kaffee, der Weißwein oder die Sonntagstorte. Ist es schon zu ausgiebigem Kontakt und ständigem Sodbrennen gekommen, ist es sinnvoll, dem Mageneingang durch säurehemmende Medikamente oder noch besser durch ein kleines Magenfitnessprogramm eine Regenerationspause zu verpassen. Was man sich darunter vorzustellen hat, werden Sie im 3. Kapitel des Buches erfahren.

Der Magen sollte den Nahrungsbrei, wie der Name schon sagt, breiig erhalten. Dann ist, egal was wir gegessen haben, die

Salzsäure nicht mehr als eine halbe Stunde mit dem Brei beschäftigt und gibt ihn an die Kontrollstelle am Magenausgang, wiederum ein Schließmuskel, weiter.

Wenn dieser Schließmuskel gut funktioniert, lässt er den Brei nur passieren, wenn er flüssig ist. Die einzelnen Nahrungsbestandteile haben dann eine Größe von höchstens 0,2 mm, andernfalls bleiben sie im Magen, bis sie diese Größe erreicht haben. Dafür ist die Salzsäure im Magen zuständig. Und das kann dauern. Bei einem Stück schlecht gekautem Fleisch dauert das 8 bis 10 Stunden. In dieser Zeit werden die schlecht gekauten Nahrungsmittel ausgiebig mit Säure gemischt und geknetet.

Löwen kauen nicht gut und essen gerne Fleisch. Bis zu 35 Kilo auf einmal. Aber Löwen haben einen größeren Magen. Und Löwen essen nicht 3-mal täglich Fleisch. Sie essen überhaupt nicht 3-mal täglich. Wenn sie die Mahlzeit verschlungen haben, legen sie sich erst mal in den Schatten und lassen den Magen seine Arbeit tun. Nach 2 bis 3 Tagen machen sie sich dann wieder auf die Suche nach dem nächsten Opfer. Gut, wenn wir uns dann nicht in ihrer Nähe aufhalten.

Wir aber warten keine 10 Stunden, bis der Magen die Arbeit der Zähne vollbracht hat. Wir essen schon nach 3 bis 4 Stunden wieder. Der Magen macht das eine Weile mit, aber nicht auf Dauer. Er wird müde. Auch der Kontrolleur am Magenausgang wird müde. Er wartet nicht mehr, bis das Fleisch flüssig ist, er lässt es zu früh passieren. Verlässt das Fleisch den Magen in flüssigem Zustand, haben die Verdauungsenzyme, die im Zwölffingerdarm aktiv werden, ein leichtes Spiel. Das Fleisch wird im Dünndarm vollständig aufgenommen, da es zudem keine unverdaulichen Ballaststoffe enthält. Die nach Nahrung lechzenden Keime im Dickdarm gehen leer aus.

Treffen sie aber auf mehr oder weniger große Fleischbrocken, kann eine gesunde Verdauung nicht mehr garantiert werden. Im Verlauf der Verdauung im Dünndarm wird nicht mehr verdaut, sondern nur noch angedaut. Bedingt durch die lange Passagezeit im Dickdarm und eine massive Keimbesiedlung in diesem Verdauungsabschnitt, wundert es nicht, dass Bakterien, die sich auf Fäulnisprozesse spezialisiert haben, sich über diese angedauten Fleischstückchen freuen und munter Fäulnisprozesse in Gang bringen.

Zurück zum Magen: Schlechtes Kauen ist noch nicht alles, was seine Arbeit erschwert. Wenn der Magen seine Arbeit tut, die Salzsäure die Speisen zersetzt, kommt oft ein extrem störender Freund daher: die Sturzflut meist kalter, sprudelnder Getränke. Sind sie temperiert und sprudeln nicht, fließen sie, ohne zu stören, am Speisebrei vorbei und werden direkt in den nächsten Abschnitt, in den Zwölffingerdarm, weitergegeben. Meist sind sie jedoch kalt, und oft sprudeln sie.

Auch wenn der müde Arbeiter am Magenausgang nicht mehr zu viel fähig ist, kalte oder sprudelnde Flüssigkeiten lässt er nicht durch. Die gesamte Flüssigkeit wird dem Salzsäure-Speisebrei beigemischt. Da ist dann mächtig was los, und die Verdauungszeit verlängert sich erheblich.

Das können Sie gerne selbst ausprobieren: Sie trinken ein Glas kaltes und richtig sprudelndes Wasser oder irgendeine Limonade auf nüchternen Magen. Würde diese Flüssigkeit den Magen sofort passieren, würde durch das frei werdende Gas unser gesamter Dünndarm aufgeblasen. Das passiert zum Glück nicht. Der Sprudel bleibt erst mal im Magen. Das frei werdende Gas sitzt unter unserem Zwerchfell, dem Atemmuskel, der Trennwand zwischen Brust- und Bauchhöhle. Diese Gasblase erschwert das Atmen. Ein oder zwei Mal kräftig aufstoßen, und schon ist wieder Platz für die nächsten paar Schlucke. Es ist nicht leicht, größere Mengen davon zu trinken, ohne den Magen zu belasten. So ein bisschen prickelnd, medium, ist ja ganz nett. Aber alles andere ist für unseren Magen Quälerei.

Die Chinesen wissen das schon lange und trinken zum Essen meist Tee. Bei uns gibt es zum Essen häufig Rotwein, der auch weder kalt ist noch sprudelt, oder einfach temperiertes Wasser. Es geht auch magenfreundlich.

Neben schlecht gekautem Essen und sprudelnder Kälte kann der Magen noch etwas nicht gut vertragen: konzentriertes Fett oder Öl. Wenn konzentriertes Fett zum Beispiel in Form einer zu fett geratenen Mahlzeit auf die Fühlerzellen am Magenausgang trifft, wird zeitgleich die Menge der vorhandenen Gallenflüssigkeit in der Gallenblase geprüft.

Die Galle ist für die Fettverdauung notwendig, sozusagen das Gebiss für die Fette. Ist nicht genügend Galle vorhanden, stellt der Magen seine Knetbewegungen ein. Ein bis zwei Stunden kann die Wartezeit dann schon mal betragen. Wir fühlen uns unwohl. Voll. Die Atmung ist durch den Druck unter dem Zwerchfell flacher und erschwert.

Ein rettender Schnaps muss her! Und der rettet uns tatsächlich. Innerhalb einer Sekunde zuckt der Magen zusammen. Wir bekommen wieder Luft. Und haben manchmal sogar Lust weiterzuessen. Allerdings regt der Schnaps in dieser Zeit nicht die Verdauung an. Dazu ist destillierter Alkohol sowieso nicht in der Lage. Er setzt einen Reiz gleich am Mageneingang, auf den der Magen reagiert. Er zuckt zusammen, wodurch wieder Platz im Oberbauch entsteht. Bei genauerem Betrachten stellt sich das für den Magen allerdings als echte Quälerei heraus. Das ist ein bisschen wie wenn Sie einen müden Esel durch die Steppe treiben. Fitter wird auch er dadurch nicht.

Die Menschen in der Normandie haben aus diesem Reiz gleich ein pfiffiges Ritual gemacht, den »trou normand«. Sie trinken den Schnaps, um nach dem ersten Gang wieder Platz für den folgenden Gang zu schaffen, und erkranken häufiger als alle anderen Europäer an Speiseröhrenkrebs. Der entsteht meist in der Nähe des Mageneingangs wahrscheinlich durch übermäßige Reizung in dieser Region. Man sollte es eben nicht übertreiben.

Vergorener Alkohol, also Wein oder Bier, regt die Verdauungsdrüsen tatsächlich an. Für manch einen leider aber auch den Appetit. In einer Studie konnte gezeigt werden, dass auf diese Weise bis zu 15 Prozent mehr gegessen wurde.

Wie fast jedes andere menschliche Organ hat der Magen eine Lieblingsarbeitszeit. In der traditionellen chinesischen Medizin geht man schon seit Tausenden von Jahren davon aus, dass die richtige Zeit für eine gute Magenverdauung die Morgenstunden sind. In der westlichen Welt hat man es in Sprichwörtern festgehalten. Wir essen morgens wie ein Kaiser, mittags wie ein König und abends wie ein Bettelmann. In Russland isst man das Frühstück alleine, das Mittagessen teilt man mit einem Freund, und das Abendessen schenkt man seinem Feind.

Wenn wir den Verdauungsablauf unter die Lupe nehmen, wird uns klar, dass der am Abend müde Magen, wenn er vor dem Schlafengehen nochmals so richtig vollgepackt wird, keine Freude hat und die dadurch erschwerte Atmung nachts keinen erholsamen Schlaf zeitigt. Ungünstige Druckverhältnisse begünstigen das Schnarchen. Ein bisschen zu viel Alkohol macht alles noch schlimmer. Dabei wäre das Einfachste, abends wenig zu essen, und Sie finden wieder Ihren erholsamen Schlaf.

Der Magen ist an unserem Fließband der zweite Arbeiter. Die ersten Arbeiter sind die Zähne. Kommen die Speisen schlecht gekaut in den Magen, versucht der zweite Arbeiter, die Arbeit der ersten nachzuholen, was ihm eine Weile gelingt, ihn aber überlastet und ermüden lässt. Kalte, sprudelnde Getränke und große Abendmahlzeiten machen ihm das Leben schwer. Wenn die ersten Arbeiter Urlaub machen und nur einen kaufaulen Notdienst eingerichtet haben, sodass der zweite durch die Mehrarbeit bald erschöpft ist, geht die Basis für eine gute Verdauung verloren.

Eigentlich ist es gar nicht so schwer, freundlich zu Ihrem hilfsbereiten und klugen Mitarbeiter zu sein und ihm seine Arbeit zu erleichtern: Versuchen Sie die Mahlzeit bei einem leichten Sättigungsgefühl zu beenden. Über nur kleine Abendmahlzeiten freut sich Ihr Mitarbeiter ebenso wie über gut gekaute Kost. Und meiden Sie kalte oder sprudelnde Getränke zu oder nach den Mahlzeiten. So kann der Magen erfolgreich eine gesunde Verdauung vorbereiten.

Der 12-Finger-breite Säurepuffer

Eigentlich ist der Zwölffingerdarm der erste Abschnitt des Dünndarms. Da sich seine Aufgaben jedoch vom restlichen Dünndarm stark unterscheiden, wird er wie ein eigenständiger Abschnitt behandelt. Er ist so lang, wie zwölf Finger breit sind, daher der Name. Vom Magen ist er durch einen Verschlussmechanismus getrennt, der verhindert, dass der stark saure Mageninhalt oder die Magensäure selbst unkontrolliert übertritt und zu schmerzhaften Verätzungen oder in der Folge zu Geschwüren führt. Wenige Zentimeter vom Magenausgang entfernt finden wir im Zwölffingerdarm ein kleines, mit einem Schließmuskel verschlossenes Loch. Die »Vatersche Papille«.

Abraham Vater, ein Mediziner aus Wittenberg, beschrieb diese Struktur vor ungefähr 300 Jahren zum ersten Mal.

An diese Stelle münden der Gallengang und der Gang der Bauchspeicheldrüse. Die stark basischen und enzymreichen Sekrete dieser beiden großen Verdauungsdrüsen werden hier dem Speisebrei beigegeben. Das ist aus zwei Gründen sehr wichtig: Erstens muss der aus dem Magen kommende saure Brei von diesen basischen Säften sofort neutralisiert werden, um Verletzungen durch die Säure zu verhindern. Zweitens arbeiten die Verdauungsenzyme, die hier gleichfalls beigemischt werden, nur in basischer Umgebung.

Das Gallensekret ist für die Fettverdauung ausschlaggebend. Die Bauchspeicheldrüse sorgt für die weitere Aufschlüsselung der Nahrung, vor allem der Eiweiße, mit wichtigen Enzymen. Enzyme, auch Fermente genannt, sind wirkungsvolle Stoffwechselarbeiter mit biochemischer Ausbildung. Die Fähigkeiten dieser Kerlchen sind hochkomplex und verstehen Chemiker besser als Sie und ich. Nur wichtig zu wissen: Sie sind notwendig, um die Nährstoffe in ihre kleinsten Bausteine zu zerlegen, wenn's ans Verdauen geht.

Die Information, in welchen Mengen diese unterschiedlichen Säfte aus Galle und Bauchspeicheldrüse benötigt werden, kommt von den Fühlerzellen am Magenausgang.

Essen wir sehr fettig, fließt am Tag bis zu einem Liter Galle. Essen wir eiweißreich, fließt entsprechend viel Bauchspeichel, bis zu zwei Liter täglich.

Abendliche Mahlzeiten sind hier ein Problem. Grundsätzlich werden, wenn wir müde und abgespannt sind, nicht genügend dieser Säfte hinzugegeben, sodass eine gute Verdauung erschwert ist. Wenn es sich dann um gärfähige Speisen wie zum Beispiel Obst handelt, gehen diese bei reduziertem Weitertransport und nicht ausreichender Neutralisierung des Speisebreis im Dünndarm in Gärung über. Wir bemerken das morgens unter der Dusche. Der Bauch ist nicht frisch erholt und flach, sondern durch die entstandenen Gase groß und aufgeblasen.

Der dünne Darm

Der längste Darmabschnitt, die größte Oberfläche, 80% unseres Immunsystems treffen wir hier an – der Dünndarm ist ein Abschnitt der Superlative. Ohne ihn sind wir nicht lebensfähig. Bei einer Länge von ungefähr 6 Metern und einer Passagezeit von etwa 2 Stunden wird der Speisebrei im Geschwindigkeitsbereich einer Weinbergschnecke weiterbefördert. 2 Stunden Zeit, in der der nun flüssige Brei auf 6 Meter Länge verteilt und die lebensnotwendige Arbeit ausgeführt wird, die auf einer Oberfläche von etwa 300 m^2 stattfindet.

300 m^2? So viel haben Sie längst nicht zum Wohnen! Wie entstehen aus einem 6 Meter langen und 2 bis 3 cm dicken Schlauch 300 m^2 Oberfläche?

Der Dünndarm ist das faltigste Gebilde, das man sich vorstellen kann. Nehmen wir diese Falten unter die Lupe, sehen wir, dass sich auf ihnen faltenartige Gewebsausstülpungen, sogenannte Zotten, befinden. Betrachten wir diese unter einem Mikroskop, stellen wir erstaunt fest, dass das noch nicht reicht. Auf diesen Zotten finden wir noch kleinere Zotten. Und wenn wir jede einzelne dieser Zellen unter einem Elektronenmikroskop betrachten, stellen wir fest, dass jede einzelne Zelle bürstenartige Ausstülpungen, sogenannte Mikrovilli, besitzt. Also Mikrovilli auf Zotten auf Zotten auf Falten, und schon haben wir 300 m^2 Oberfläche!

Falten

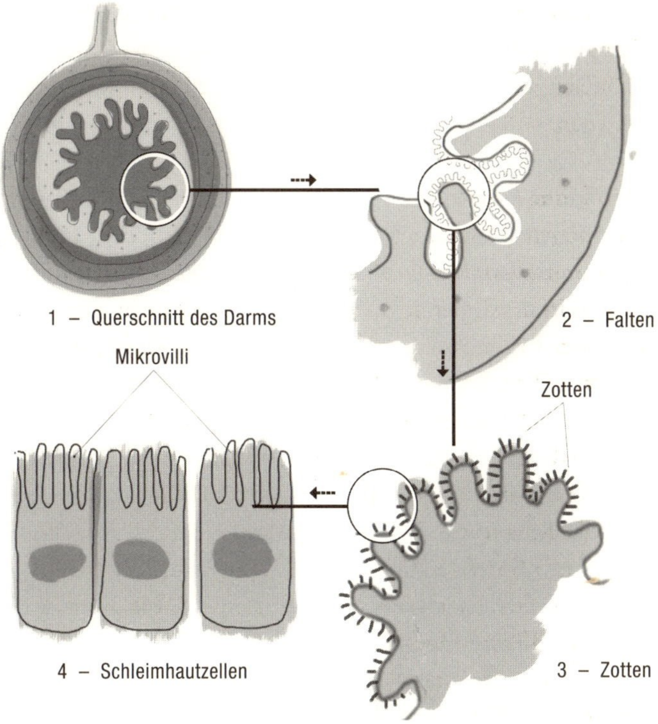

Der Nahrungsbrei liegt hier normalerweise in flüssigem Zustand vor, und nur so sind die zwei Stunden Passagezeit lange genug, um alles vollständig aufzuschlüsseln und die Bestandteile dem Organismus zuzuführen. Hierfür pendelt der Dünndarm, ohne dass wir es bemerken, hin und her. Er knetet, ein bisschen wie der Magen, und schiebt den Brei, der immer weniger wird, in Form einer peristaltischen Welle, wie oben die Speiseröhre, ein Stück weiter.

Die Darmzotten, in denen sich jeweils ein Blutgefäß befindet, entscheiden nun, was in uns reindarf und ob es dafür schon klein genug ist. Über das Blut wird dann alles Aufgenommene der Leber zugeführt, die als großes Klärwerk agiert und entgiftet, wenn bei der Aufnahme Fehler gemacht wurden. Danach werden die Nährstoffe wiederum über das Blut im Organismus verteilt und stehen jeder Zelle zur Verfügung.

Bakterien finden wir hier normalerweise nicht oder nur sehr begrenzt, weil sie von der Salzsäure im Magen erledigt wurden. Und wenn sich durch schlechtes Kauen oder einen schwachen Magen doch ein paar in den Dünndarm verirren, fallen sie nun einer großen Reinigungsaktion zum Opfer, die sich an jede Verdauung anschließt. Über drei Liter Darmsaft produziert der Dünndarm für dieses große Reinemachen jeden Tag. Nur zwei Stunden nach einer Mahlzeit sieht es im Dünndarm aus, als wäre nichts gewesen. Rosig und zufrieden erholen sich die Zotten und warten auf den nächsten Einsatz.

Wenn wir uns diesen Ablauf einprägen – mindestens 2 Stunden Verdauung und anschließend 2 Stunden Ruhe- und Säuberungsphase –, wird es verständlich, warum wir nach einer Mahlzeit mindestens vier Stunden nichts essen sollten. Der Reinigungsgang kann sonst nicht ordentlich stattfinden. Verirrte Bakterien werden nicht hinausgespült. Unser Dünndarm wird müde. Ein kranker Dünndarm ist nicht mehr in der Lage, sicher zu entscheiden, was er aufnehmen darf und was besser im Darm bleibt und ausgeschieden wird. Es sind natürlich nicht nur die vielen kleinen Mahlzeiten, die ihm zu schaffen machen.

Nachdem unsere Nahrung – Eiweiße, Kohlenhydrate und Fette – enzymatisch in ihre kleinsten Bausteine zerlegt wurde, werden die hier von der Schleimhaut aufgenommen. Durch

Viren, Bakterien oder Pilze – und deren Stoffwechselprodukt –, die zum Teil auch vom stark besiedelten Dickdarm her aufsteigen können, wird diese fröhliche Weiterleitung der Nährstoffe gestört. Durch eine geschädigte Schleimhaut gelangen vermehrt schädliche Stoffe ins Blut. Darunter sind sehr große Moleküle, die eigentlich vorher hätten zerlegt werden müssen, und auch bakterielle Gifte. Auf die »Blutvergiftung« reagieren Immunzellen. Sie setzen im ganzen Körper entzündliche Stoffe frei, die auch Leber und Bauchspeicheldrüse in Mitleidenschaft ziehen. Der genaue Ablauf ist allerdings noch Gegenstand der Forschung.

Manchmal werden diese Prozesse auch durch Nahrungsmittel ausgelöst, von denen wir nicht wissen, dass wir sie besser auf dem Teller lassen sollten. Gluten, das Klebereiweiß aus dem Getreide, ist für einige Menschen problematisch und unter anderem Ursache einer Zöliakie, bei der die Zotten durch Abwehrreaktionen mehr und mehr geschädigt werden. Der Dünndarm versorgt uns dann nicht mehr mit allem, was uns ernährt und gesund bleiben lässt.

Wenn der Ablauf der Verdauung durch einen Verschluss des Darms unterbrochen wird, setzt innerhalb einer Stunde der Supergau ein. Zu einem Darmverschluss kann es durch einen Tumor kommen, durch eine Hernie – dabei wird der Darm in einer Muskellücke eingeklemmt – oder einfach durch Briden, was Narbenzüge vergangener Operationen sind. Wenn der Fluss unterbrochen wird, breiten sich Fäulnisprozesse aus wie bei einem Steppenbrand. Das macht den Darmverschluss zu einem echten medizinischen Notfall.

Die Arbeiter im Dünndarm können nichts dafür, dass sie den Nahrungsbrei häufig in einer schlecht vorbereiteten Form bekommen und von Eindringlingen angegriffen werden, die es ihnen in der vorgegebenen Zeit nicht ermöglichen, die Verdauung abzuschließen. Sie leiden durch die Mehrarbeit und die ständigen Überstunden an mangelndem Schlaf. Sie werden krank, und auf Dauer ist es ihnen nicht möglich, dieser Belastung standzuhalten.

Klappe zu

An der Stelle, an der der Dünndarm in den Dickdarm mündet, befindet sich eine Klappe, die verhindert, dass Kot, Gas oder Bakterien aus dem Dickdarm den Weg in den Dünndarm in die falsche Richtung antreten. Das ist die Bauhin-Klappe. Diese Klappe ist fest verschlossen und lässt normalerweise nur Verdauungsreste aus dem Dünndarm in den Dickdarm passieren. Da gibt es kein Zurück, und das ist auch gut so. Übermäßige Gasbildung oder entzündliche Veränderungen im Dickdarm können bewirken, dass die Klappe nicht mehr richtig schließt, und das hat weitreichende Konsequenzen.

Gifte, die im Dickdarm bei bakteriellen Prozessen entstehen können, werden dann im Dünndarm in viel größeren Mengen aufgenommen, weil dieser auf Aufnahme programmiert ist und nicht auf Giftabwehr. Die Klappe besitzt damit eine wichtige Schlüsselposition, solange sie dicht hält, sind wir recht gut vor Giftangriffen geschützt.

Der dicke Darm

Den Dickdarm, oder was bei den meisten Menschen über die Jahre daraus geworden ist, können wir in zweierlei Hinsicht als faulen Sack bezeichnen.

Einmal ist er mit einer normalen Passagezeit von etwa 15 Stunden sowieso nicht der Schnellste. Oft verliert er über die Jahre an Spannung und wird dann noch fauler. Zum anderen machen ihm bakterielle Fäulnis, Gärung und die dabei entstehenden Gifte zu schaffen.

Schon Hippokrates, der Gründer der griechischen Medizin und wahrscheinlich der bedeutendste Arzt der Antike, sagte 300 Jahre vor Christus: »Der Tod sitzt im Darm.« Und auch das Zitat: »Der Darm ist der Vater aller Trübsal« ist von ihm. Damit hat er vor allem den Dickdarm gemeint.

Jeder vierte Bürger leidet im deutschsprachigen Raum regelmäßig unter Darmträgheit und Verstopfung, jeder fünfte unter einem Reizdarmsyndrom. Mehr als 120 000 Blinddarmoperationen werden jährlich durchgeführt, weil es in diesem Abschnitt zu einer Entzündung kommt. 150 000 Behandlungen werden jedes Jahr wegen entzündeter Dickdarmdivertikeln notwendig, jeder Zwanzigste lässt sich seine erkrankten Hämorrhoiden behandeln, über 50 000-mal ist hierfür ein operativer Eingriff notwendig. Mehr als 80 000 Bürger erkranken jährlich an Darmkrebs, etwa 35 000 sterben daran. Nach neueren Forschungen produzieren unsere Darmbakterien Gifte, die uns depressiv werden lassen, und andere Gifte, die eine Arterienverkalkung begünstigen und uns schneller altern lassen. Gründe genug, sich dieses Organ besonders genau anzuschauen.

Das vorherrschende Milieu im Dickdarm ist ein besonderes. Würmer fühlen sich darin sehr wohl. Und es leben hier 15 000-mal mehr Bakterien als Menschen auf der Erde.

Dabei sind die Aufgaben des Dickdarms klar abgegrenzt. Zum einen holt er sich aus dem unverdaulichen Brei, den er aus dem Dünndarm bekommt, 1,5 Liter Wasser. Das ist für uns ganz praktisch, weil wir diese Flüssigkeitsmenge sonst zusätzlich trinken müssten. Er dickt also ein. Seinen Namen könnte man sich auch so erklären, wäre er nicht tatsächlich ein bisschen dicker als sein viel längerer dünner Bruder.

Seine Lage im Bauchraum ist genau definiert. Er beginnt im rechten Unterbauch, zieht von dort aus unter den rechten Rippenbogen. Da wird er mit Bändern festgehalten. Als Querdarm läuft er dann quer hinüber zum linken Rippenbogen und ist auch da wieder befestigt. Dann geht sein Weg hinunter in den

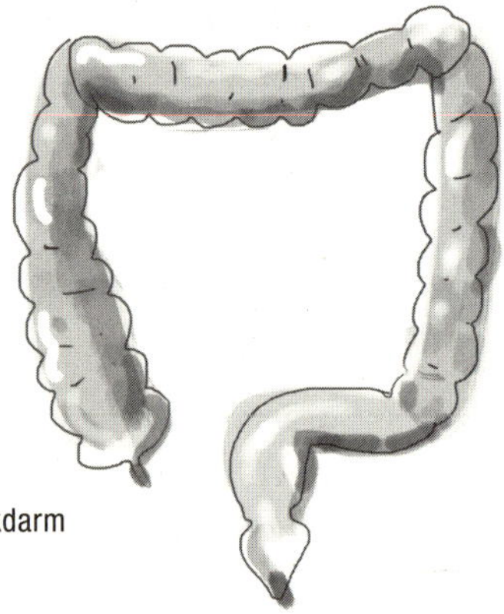

1 – Gesunder Dickdarm

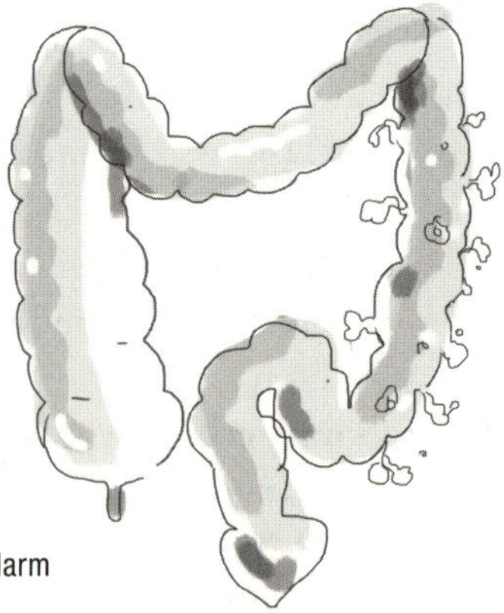

2 – Kranker Dickdarm

linken Unterbauch, wo er mit einer leichten S-Kurve den Weg nach draußen findet.

Die Aufhängungen unter den Rippenbögen sind sehr praktisch. Dadurch wird wie bei einem umgedrehten »U« eine große Kurve beschrieben, die keinerlei Hindernisse für den Weitertransport der fester werdenden Stuhlmassen darstellt. Problematisch werden diese Aufhängungen erst, wenn der Darm über die Jahre an Spannung verliert und der Querdarm einen Weg nach unten antritt. Er wird zum »Hängedarm«. Aus dem umgedrehten »U« wird ein großes »M« und die dadurch entstehenden Knickstellen unter den Rippenbögen werden für den Stuhl, der in Richtung Ausgang transportiert wird, zum Hindernis (siehe Abbildung Seite 50).

Häufig wird das zur Ursache einer Verstopfung, die sich unterschiedlich bemerkbar machen kann. Entweder der Stuhl wird nicht mehr täglich ausgeschieden, oder er wird täglich ausgeschieden, ist jedoch durch die lange Reise, auf der viel Wasser entzogen wird, sehr knotig und fest.

Aber wieso verliert der dicke Kerl seine Spannung? Der gesamte Dickdarm ist, wie Sie bereits wissen, mit massenhaft Bakterien besiedelt. Wenn nicht richtig verdaut wurde, fallen die Verdauungsrückstände hier bakteriellen Prozessen zum Opfer. Es fault oder es gärt. Der üble Geruch, das viele Gas, alles kommt von hier. Bei genauerem Hinsehen wird uns klar, dass wir hier zum Teil noch erkennen können, was gegessen wurde: Fleischstückchen, Karotten, Salat sind mit einer Lupe zu erkennen.

Sie haben vielleicht einmal erlebt, dass bei einem bösen Darmkatarrh das Gegessene beim Stuhlgang komplett wieder zu erkennen ist. Ein Extremfall. Hier hatten Sie es mit einer stark beschleunigten Dünn- und Dickdarmpassage zu tun. Bei normaler Passagezeit wird die nicht verdaute Nahrung im Dickdarm bakteriell zersetzt, das nur angedaute Fleisch fault, angedautes Obst wird vergoren.

Bei diesen Prozessen werden Gifte frei, von denen wir wissen, dass sie Krebs produzieren können, Entzündungen hervorrufen, und auch den Verlust der Spannung können wir damit erklären.

Auf diese Art chemischer Reize reagiert der Dickdarm zunächst, indem er alle Hebel in Bewegung setzt, den Reiz zu minimieren. Er produziert vermehrt Sekret, um die Konzentration des Giftes zu reduzieren. Er kurbelt die Bewegungen an, um das Gift möglichst bald nach draußen zu befördern. Und er lässt uns einen Schmerz spüren, der uns bewusst macht, dass etwas nicht in Ordnung ist. Ist der Dickdarm einmal müde geworden, ist von diesen Abwehrmechanismen nicht mehr viel zu spüren. Gestank auf dcr Toilcttc ist dann häufig der einzige Hinweis, der uns sagen will: Da stimmt etwas nicht!

Eine richtige Giftküche also. Und das ist bei vielen Menschen Alltag. Keineswegs ein Extremfall.

Betreten wir das Reich des dicken Darms, fällt uns auf, dass die vielen Falten und Zotten, wie wir sie bei seinem dünnen Bruder kennengelernt haben, hier nicht vorhanden sind. Alles sieht aus wie große Gewölbe, wie wir sie aus Kirchen kennen.

Der Dünndarm mündet nicht in den Dickdarm, indem er einfach ein wenig dicker wird. Er mündet seitlich in den Dickdarm, und dadurch entsteht ein wenige Zentimeter langer blind endender Teil: der Blinddarm. Ganz am Ende dieses sackartigen Abschnittes finden wir ein kleines filigranes Gebilde, das an einen Wurm erinnert: Wurmfortsatz oder auch Appendix genannt. Die Passagezeit im Blinddarm ist mit die längste im gesamten Verdauungstrakt. Sechs Stunden Aufenthalt sind hier ganz normal. Sehr viel Zeit für die hungernden Bakterien, sich über schlecht Verdautes herzumachen.

Bakterielle Prozesse führen hier häufig im Kindesalter zu Entzündungen: der Blinddarmentzündung. Herausgeschnitten wird dann jedoch nicht der Blinddarm, sondern nur der zarte Wurmfortsatz, weil die Gefahr besteht, dass er bei einer starken Entzündung platzt. Der Darminhalt mit all den Bakterien würde dann in die Bauchhöhle gelangen und dort wiederum zu heftigen Entzündungen führen.

Medizinisch heißt diese Entzündung deshalb auch Appendizitis. Die Entzündung des Blinddarms nennt man Typhlitis. Noch bis vor 20 Jahren wurde man mit Schmerzen in dieser Region gleich mal in den Operationssaal gefahren, weil man wusste, welche Gefahren drohen. Die Diagnostik stützte sich zu dieser Zeit auf Entzündungszellen im Blut, Messung der Körpertemperatur in Achsel und After und auf Druckschmerzen an bestimmten Stellen im Bauchraum. Chirurgen versuchten, ihre Entscheidung zu operieren beispielsweise mit einem bestimmten schmerzbedingten Gesichtsausdruck des Patienten zu stützen, Druckschmerzen bei bestimmten Körperhaltungen wurden ausfindig gemacht, und so kam es zu einer langen Liste diagnostischer Hilfen. Entzündet waren dann häufig nur ein paar Lymphknoten in der Region. Die Trefferquote war nicht allzu gut, was zum Anlass genommen wurde, wieder ein neues Schmerzzeichen zu überprüfen und in die schon lange Liste aufzunehmen.

Dies ist heute mit modernen bildgebenden Verfahren wie dem Ultraschall zum Glück nicht mehr notwendig. Bei einer Ultraschalluntersuchung der Region kann man ganz gut erkennen, ob der Wurmfortsatz entzündlich vergrößert ist oder nicht. Dadurch ging die Anzahl der unnötigen Eingriffe zurück, trotzdem werden in Deutschland, Österreich und der Schweiz jährlich noch über 100 Operationen pro 100 000 Einwohner durchgeführt. Der Wurmfortsatz gibt den Chirurgen immer noch sehr viel zu tun.

Da bleibt die Frage: Hat der auch andere Aufgaben? Lange Zeit war man der Ansicht, er sei ein rudimentäres Organ. Das heißt, dass er irgendwann in der Menschheitsgeschichte einmal wichtig gewesen sein muss und sich über viele Jahre hinweg zurückgebildet hat, weil er nicht mehr gebraucht wurde. Dann wurde klar, dass es sich ähnlich wie bei unserer Rachenmandel um lymphatisches Gewebe handelt. Angebracht in einer Region, in der sich durch die lange Passagezeit sehr viele, auch sehr böse Bakterien aufhalten können, die dann von diesem Abwehrgewebe kräftig Ärger bekommen. Eine neuere Hypothese wurde von einer Forschergruppe von der Duke University in den USA aufgestellt, die besagt, dass sich hier gute Bakterien verstecken können, die zum Beispiel nach einem bösen Durchfall in der Lage sind, den Darm erneut zu besiedeln.

Wiederum bedingt durch die langen Passagezeiten ist die Region des Blinddarms Entstehungsort von ca. 30 Prozent der bösartigen Dickdarmtumoren, die anderen 70 Prozent entstehen im Rektum, dem letzten Abschnitt des Dickdarms, in dem die Passagezeiten noch viel länger sein können.

Wie geht die Reise nun weiter?

Durch peristaltische Bewegungen wird der immer dicker werdende Stuhl dann von Zeit zu Zeit ein bisschen weiterbefördert. Nachdem er die Regionen unter den Rippenbögen und dem hoffentlich noch nicht hängenden Querdarm passiert hat, kommt er in den absteigenden Teil des Dickdarms, in das Reich der unfreundlichen Divertikel.

Hier beginnt die Warteschleife für den Weg nach draußen, und hier sind die Passagezeiten besonders lange. Der Reiz des durch Bakterien produzierten, giftigen Inhalts führt in diesem Abschnitt zum krampfhaften Zusammenziehen der Darmmuskulatur, was so stark sein kann, dass die Darmschleimhaut durch die Muskelschichten gedrückt wird. So entstehen Divertikel, Ausstülpungen, die, wie Sie gleich erfahren werden, ganz schön Ärger machen können.

Die Entstehung können Sie mit dem Druck vergleichen, der von Ihren Händen beim Teigkneten auf den Teig ausgeübt wird. Ihre Hände stellen dabei die Darmmuskulatur dar, der Teig, der zwischen Ihren Fingern hindurchgedrückt wird, den festen oder gasförmigen Darminhalt, die Divertikel. Allerdings sind die Divertikel Hohlräume, kleine Schleimhautausstülpungen, in denen sich Verdauungsreste verfangen und zu Entzündungen führen können. Wenn viele Divertikel vorhanden sind, sieht der Darm von innen aus wie ein Schweizer Käse. Die Entzündungen müssen häufig antibiotisch behandelt werden, und wenn sie sich immer wieder entzünden, steht eine Operation an.

Bei dieser Operation wird der von Divertikeln befallene Dickdarmabschnitt entfernt, um in Zukunft zu verhindern, dass ein entzündeter Divertikel platzt. Dies würde genau wie zuvor beim Blinddarm durch den in die Bauchhöhle gelangenden Darminhalt zu einer lebensgefährlichen Entzündung des gesamten Bauchraumes führen. In Europa, Australien und Nordamerika haben sich bei 50 Prozent der über 60-Jährigen Divertikel gebildet. Bei jedem Vierten unter ihnen wird sich im Lauf des Lebens eines oder mehrere Divertikel entzünden. In Entwicklungsländern, in denen sich der westliche Lebensstil noch nicht durchsetzen konnte, sind im Gegensatz dazu nur 0,5 Prozent der über 60-Jährigen Divertikelträger. Entzündete Divertikel oder aus diesem Grund notwendig werdende Operationen sind dort eine echte Rarität.

Verantwortlich ist in diesen Ländern die ballaststoffreichere Ernährung, die zu einer doppelt so schnellen Darmpassagezeit führt und dadurch zu weniger Fäulnis und Gärung in den Därmen. Im Gegensatz dazu ist die westliche Ernährung gekennzeichnet durch schnelles Essen und schlechtes Kauen ballaststoffarmer Lebensmittel, mit hohem Anteil tierischer Eiweiße und Kohlenhydrate, die in den zugeführten Mengen nicht mehr vollständig verdaut werden können. Als Folge davon produzieren unsere Bakterien den giftigen, gashaltigen Sud, der uns nicht nur Divertikel beschert.

Wenn wir von einem Reizdarm sprechen, ist auch genau diese Region des Dickdarms gemeint. Bei der Vielzahl der möglichen Gifte, die hier vorbeiziehen, ist es verständlicherweise schwer auszumachen, was an dieser Stelle reizt.

Der nächste Abschnitt, der Sigmadarm, schlängelt sich wie ein verdrehtes S in den linken Unterbauch. Erst nach Entleerung des darauf folgenden Mastdarms sorgt der Sigmadarm für Nachschub.

An den Sigmadarm schließt sich der Mastdarm, auch Rektum genannt, an. Die ersten zehn Zentimeter des Rektums nennt man Ampulle, ein etwas geweiteter Raum, der nach dem Stuhlgang keinen Kot mehr enthält. Hier sammelt sich der Kot, bevor er ausgeschieden wird. Bösartige Erkrankungen sind an dieser Stelle häufig bedingt durch lange Kontaktzeiten der giftigen Ausscheidungen. Würde die Verdauung gesund ablaufen, wären die Ausscheidungen nicht giftig und der Krebs in diesem Abschnitt eine seltene Erkrankung.

Das letzte Stück des Dickdarms nennt sich Analkanal. Er ist von zwei Schließmuskeln umgeben, die jedoch nicht in der Lage sind, den After komplett zu verschließen. Selbst wenn diese Muskeln sich zusammenziehen, bleibt noch eine Öffnung von ungefähr einem Zentimeter übrig. Um uns das Tragen einer Windel zu ersparen, ist der Analkanal noch von einem weiteren Muskel ausgekleidet, dem Analkanalmuskel, und von Gefäßen, den Hämorrhoiden, Gefäßpolstern, die die verbleibende Öffnung abdichten.

Hämorrhoiden haben wir alle, ansonsten würde der Feinverschluss des Afters nicht funktionieren. Wir sprechen allerdings nur über Hämorrhoiden, wenn diese Gefäße krankhaft erweitert sind und uns Probleme bereiten. Diese Probleme beginnen, wenn das Blut aus diesen Gefäßen nicht richtig abfließen kann und die Gefäßwände zu dünnwandig sind.

Die Abflussbehinderung kann mehrere Ursachen haben. Große Massen harten Stuhls, eine entzündlich veränderte Schleimhaut des Afters, einen durch Gase übermäßig aufgeblähten Bauchraum, aber auch durch eine Schwangerschaft oder lang anhaltendes oftmaliges Pressen beim Stuhlgang.

Hier kommen wir zu einem interessanten Thema: der Haltung auf dem Klo! Lang anhaltendes, oftmaliges Pressen ist oft durch eine Fehlhaltung beim Toiletten-Besuch bedingt. Im Sitzen oder Stehen zieht ein Muskel, der das Rektum umschlingt, den Darm etwas zur Seite. Ein zusätzlicher Schutz vor unfreiwilligen Darmentleerungen. Es gibt Zeitgenossen, die sich aus diesem Grund auf die Toilettenbrille stellen, um eine Haltung einzunehmen, die der Mensch über Jahrtausende bis zum 18. Jahrhundert eingenommen hat, weil es einfach keine Toiletten gab. Das ist natürlich eher etwas für den sportlichen Toilettengänger, denn es erfordert ein gewisses Maß an

Kraft und Gleichgewichtsgefühl. Wenn wir uns entschließen würden, unsere Toiletten gegen die noch existierenden Plumpsklos an italienischen oder französischen Autobahnraststätten auszutauschen, wäre unseren Därmen geholfen!

Einfacher ist es, sich beim Stuhlgang nach vorne zu beugen. Auch die Füße auf einen kleinen Hocker zu stellen, ist hilfreich. Die Entleerung ist auf diese Art vollständiger, weniger Druck muss aufgebaut werden, man braucht nur ein Drittel der Zeit und kann schnell wieder den anderen wichtigen Dingen im Leben nachgehen. Auch gemächliches Vor- und Zurückschaukeln kann einem müde gewordenen Darm das Leben erleichtern.

In Ländern, in denen die Menschen hockend den Darm entleeren, sind Divertikel und Hämorrhoiden fast unbekannt. Man darf allerdings nicht vergessen, dass dort die Nahrung und auch das Essverhalten anders sind. Die Toilette allein macht es nicht aus.

Der Darm hat, was die Entleerung betrifft, eine Lieblingsarbeitszeit. Bei den meisten Menschen sind das die frühen Morgenstunden. Noch vor dem Frühstück oder durch den zusätzlichen Reiz einer Tasse Kaffee gleich nach dem Frühstück. Wird dieser zeitliche Rahmen nicht beachtet, weil man einfach Besseres zu tun hat, kann man beobachten, dass der Dickdarm sich beleidigt abmeldet und sich erst am nächsten Morgen mit einem erneuten Versuch zurückmeldet. Kommt das immer wieder vor, fühlt er sich irgendwann nicht mehr ernst genommen und verweigert seinen Dienst. Die Folge kann eine Verstopfung sein. Die Bakterien haben weiterhin unnötig viel Zeit, uns mit Giften zu belasten. Was raus muss, muss raus. Der Darm hat erste Priorität.

Die Arbeiter an diesem letzten Abschnitt unseres Fließbandes leiden. Sie sind krank. Aber nicht, weil sie Fehler machen, sondern weil vorher schlampig gearbeitet, zu viel und zu oft schlecht zerkleinertes Material angeliefert wurde.

Entscheidend ist, was hinten rauskommt – die Qualitätskontrolle

Das kleine Arschloch

Der Anus oder das kleine Arschloch ist nach dem Schlucken ganz oben der zweite und letzte Abschnitt unserer gesamten Verdauung, den wir mit unserer Willenskraft regulieren. Zum Glück. Nehmen wir einmal an, dass der Dickdarm der Ansicht ist, die Zeit sei gekommen, um das fertige Produkt auszuscheiden, während wir beim Essen oder am Arbeitsplatz sitzen. Da ist es schon von enormem Vorteil, dass unser Gehirn ein Veto einlegt.

Wir kennen alle viele kleine und ein paar große Arschlöcher. Warum aber genau dieser Körperteil zum beleidigenden Schimpfwort avancieren konnte, ist nicht ganz klar.

Wir sind alle überglücklich, dass wir eines haben, und noch glücklicher, wenn es gut funktioniert. Aber niemand will eines sein.

Wenn der Anus keine stark riechenden Gase absondern würde und wenn er ein perfektes, ebenfalls nicht riechendes Produkt an den Tag brächte, wäre das Arschloch ein genauso ehrenwertes Mitglied unseres Körpers wie die Ohren oder das Nasenloch. Wüssten wir, zu welchem Zeitpunkt das Arschloch zum Schimpfwort avancierte, könnten wir vielleicht auf den damals sich verändernden Gesundheitszustand des Darms schließen. Nach einer kleinen Recherche führt uns dieser beleidigende Ausdruck zurück ins Mittelalter. Ist es vorstellbar, dass mit unserer Verdauung seit 500 bis 1000 Jahren etwas schiefläuft?

Das Produkt

Am Produkt können wir erkennen, ob bei der Produktion alles gut gegangen ist oder ob Fehler gemacht wurden. Wenn wir unseren neuen Wagen vor der Garage stehen haben und feststellen müssen, dass vier Rückspiegel daran befestigt sind, die Türen falsch herum montiert sind, der Kofferraumdeckel fehlt und die Bremse vergessen wurde, dann sind wir sicher: Da ist in der Fabrik etwas schiefgelaufen. Wenn wir nicht genau wüssten, wie so ein Neuwagen normalerweise aussieht, wären wir mit den vier Rückspiegeln wahrscheinlich sogar zufrieden.

Beim Stuhl verhält es sich nicht anders, nur dass uns niemand bisher gesagt hat, wie er denn ausschauen soll. Durch die heute vorherrschenden Tiefspültoiletten ist es nicht ganz einfach, den Stuhlgang auf seine Normalität hin zu beurteilen. Er plumpst ins Wasser, schwimmt oder geht unter, stinkt oder stinkt nicht. Die Farbe ist meist auch noch auszumachen, solange das auf der Wasseroberfläche schwimmende Toilettenpapier nicht alles verdeckt.

Von vielen Menschen wird die Frequenz als allein gültiges Kriterium für eine gute Verdauung herangezogen. Jeden Tag Stuhlgang zu haben, heißt dann schon mal leichtfertig: Meine Verdauung ist in Ordnung. Jede Menge kranke Därme produzieren täglich miserable Produkte, und kein Mensch beschwert sich – ganz einfach, weil er es nicht besser weiß.

Deshalb hier ein bisschen Wissenswertes über eines der wenigen Produkte, die unseren Körper verlassen.

Der ideale Stuhl ist mittelbraun, wohlgeformt, riecht kaum und wird von der Darmschleimhaut mit einer Schleimschicht überzogen, die verhindert, dass der Anus beim Austritt verschmutzt wird. Toilettenpapier brauchen wir dann nicht oder nur, um verwundert festzustellen, dass wir keines brauchen. Wir alle haben das vielleicht schon einmal erlebt, und irgendwie hatten wir dabei ein tolles Gefühl. Manchmal wird dann von echten Glücksmomenten berichtet. So einfach kann das mit dem Glück sein. Je mehr Toilettenpapier, desto unglücklicher sollten wir sein – und unser Darm ist es auch.

Täglicher Stuhlgang heißt noch lang nicht guter Stuhlgang. Wichtig ist, Frequenz und Beschaffenheit genauer in den Blick zu nehmen: Was ist, wenn wir täglich 3-mal und dazu noch breiigen Stuhlgang haben? Das kann an bösen Darmkeimen liegen oder daran, dass wir bestimmte Zucker, zum Beispiel Fruchtzucker (Fruktose) oder Milchzucker (Laktose), nicht richtig verdauen. Die werden dann im Dickdarm vergoren, und dabei wird der Darm derart gereizt, dass ihm das Eindicken nicht mehr so gut gelingt. Er will das Produkt dann schneller und meist häufiger loswerden.

Oder der Dickdarm ist über die Jahre so krank geworden, dass er nicht mehr richtig eindicken kann. Dann setzen wir oft mehrmals täglich breiigen Stuhl ab. Damit sind die Möglichkeiten natürlich noch lange nicht ausgeschöpft.

Was ist, wenn wir pro Woche nur 1- oder 2-mal Stuhlgang haben? Dann leiden wir unter Verstopfung. Kaum jemand wird hier über Glücksgefühle berichten. Wenn es manchmal nicht jeden Tag klappt, ist das nicht so schlimm, solange der Stuhl nicht riecht. Sondert er aber starke, zum Beispiel faulige Gerüche ab, sollte der Darm unbedingt täglich davon befreit werden und nicht nur alle zwei Tage. Viel trinken und

Trockenfrüchte können hier eine Zeit lang Abhilfe schaffen, bis Sie Ihren Darm über das Fitnessprogramm wieder in Schwung bringen.

Der Geruch ist ein wichtiger Hinweis, ob bei der Produktion alles gut läuft. Damit sind auch die Winde gemeint, die unserem Anus entfleuchen. Bei der Verdauung selbst entstehen keine Gerüche und kein Gas. Gerüche und Gas entstehen immer erst durch bakterielle Prozesse im Dickdarm, und die sind entweder akzeptabel oder böse. Unangenehme Gerüche sind böse. Bei unserem Neuwagen würden wir uns auch fragen, ob alles in Ordnung ist, wenn wir vor der Jungfernfahrt erst mal eine Dose Deo auf die stinkenden Sitze sprühen müssten. Das Gleiche gilt für die Gerüche, die ein Nebenprodukt der bakteriellen Prozesse sind: Winde oder auch Pupse oder Fürze genannt. Riechen sie faulig, sind Fäulnisbakterien aktiv. Riechen sie nicht, stecken meist Gärungsprozesse dahinter.

Die Farbe des Stuhls hat eine große Bandbreite und hängt davon ab, was wir essen. Von hell bis dunkelbraun ist alles im Normalbereich. Problematisch wird es bei sehr hell, da macht die Galle ein Problem, es kann ihr Fluss oder ihre Produktion sein. Beim Gegenteil ist der sofortige Arztbesuch angesagt: Ist der Stuhl schwarz, machen Blutungen im oberen Verdauungstrakt, also im Magen oder Zwölffingerdarm, den Stuhl schwarz. Das kann aber auch von Kohletabletten kommen.

Rote oder blutige Beimischungen können von Blutungen im Dickdarm kommen, auch Hämorrhoiden machen sich so bemerkbar. Wenn wir am Vortag Rote Bete gegessen haben, gibt es Entwarnung, sie färben den Stuhl ebenfalls rot.

Apropos Rote Bete: Sie ist ein guter Anzeiger für unsere Darmpassagezeit. Mittags gegessen, kommt die Farbe normalerweise beim morgendlichen Toilettengang ans Tageslicht. Wer Rote Bete nicht mag, kann es auch mit Spinat probieren. Bei müden Därmen kann man beobachten, dass nicht nur der morgendliche Stuhl grün ist, sondern auch der am nächsten und vielleicht übernächsten Tag. Ein Hinweis darauf, dass der Darm faul geworden ist und es mit der Selbstreinigung nicht mehr so genau nimmt.

Mit Chili geht das auch. Chili brennt 2-mal. Einmal im Mund, einmal im Anus. Für diesen Versuch braucht man nicht einmal in die Toilette zu schauen. Ist der Darm müde und der Chili mehrere Tage unterwegs, dann brennt er beim zweiten Mal nicht mehr, und wir wissen, dass da unten faule Arbeiter am Werk sind.

Eine weitere Möglichkeit, Passagezeit und Konsistenz zu beurteilen, ist die »Bristol Stool Chart«, eine Tabelle mit Abbildungen, auf der der Stuhl in sieben unterschiedliche Qualitäten unterteilt wird. Das geht von kleinen festen Kugeln über knotig, eine Wurst mit Rissen, eine weiche Wurst, weiche Kleckse, breiiger und letztendlich flüssiger Stuhl.

Wenn nun jemand nur einmal in der Woche Stuhlgang hat, braucht er nicht unbedingt die »Bristol Stool Chart«, um herauszubekommen, dass er unter Verstopfung leidet. Hilfreich ist es vor allem für diejenigen, die täglich einen knotigen, festen Stuhlgang haben. Sie wissen dann, dass mit der Verdauungszeit etwas nicht in Ordnung ist.

Wer hätte gedacht, dass wir allein über das Produkt Einblick erhalten, wie an unserem Fließband gearbeitet wird?

Wie bei allen Dingen im Leben ist es doch immer entscheidend, was hinten rauskommt. Warum sollte sich das ausgerechnet in diesem Fall nicht bewahrheiten?

Bleibt die Frage, was wir tun müssen, um auf ein exzellentes

Das können Sie für Ihren Darm tun …

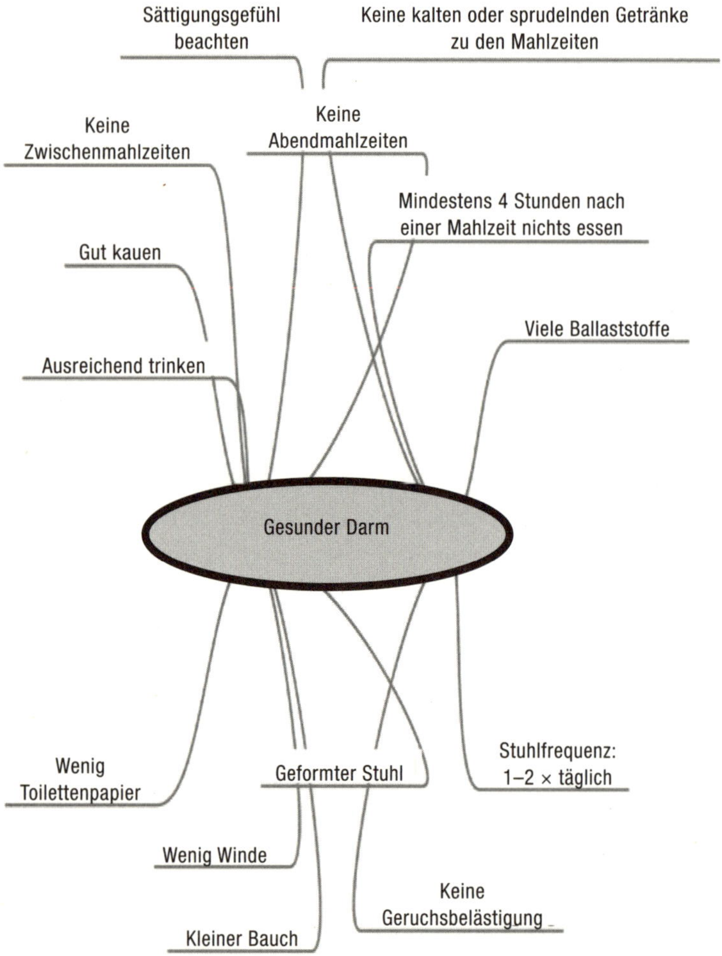

… und daran merken Sie, dass es ihm gut geht!

Produkt blicken zu können, um in vieler Hinsicht daraus gesundheitlich zu profitieren.

Qualitätsmanagement

Haben Sie Lust auf ein bisschen Qualitätsmanagement? Noch einmal von vorn: Die Verdauung beginnt im Mund. Dann werden die Speisen über den Schluckakt die Speiseröhre hinunter in den Magen befördert und von dort aus durch den Magenpförtner in den Zwölffingerdarm geschickt. Weiter geht es zum Dünndarm. Dieser mündet am beginnenden Dickdarm in einem seitlichen Schwung, wodurch ein blindes Ende entsteht – der Blinddarm. Der Dickdarm ist dann auch schon der letzte Abschnitt, der über den Anus beim Stuhlgang den Rest in Ihrer Toilettenschüssel versenkt. Dieser ganze Ablauf dauert etwa 18 Stunden.

Neu vielleicht für Sie: All diese Abschnitte sind durch Nervenleitungen miteinander verbunden, sodass wirklich jeder Arbeiter am Fließband weiß, ob all die anderen da sind, ob diese richtig arbeiten oder vielleicht krank sind. Die meisten unter ihnen arbeiten sehr selbstständig und sind nicht auf Befehle von oben, also von unserem Gehirn, angewiesen. Unsere Muskulatur zum Beispiel kann nichts ohne unser Gehirn. Fällt das flach, fällt alles flach. Ganz anders die Fließbandakteure in unserem Darm.

Wenn notwendig, greift die Betriebsleitung, also das Gehirn, auch regulierend ein. Aber auf die vielen völlig unbewussten Abläufe können wir über unser Handeln nur indirekt Einfluss nehmen – was nicht schwer und sehr effektiv ist!

Wie einfach das geht, ist unglaublich. Sie werden sich unweigerlich fragen, ob es tatsächlich möglich ist, dass wir durch ausgiebiges Kauen, das Vermeiden von Zwischenmahlzeiten und durch kleinere Abendmahlzeiten unsere Darmgesundheit beeinflussen und damit Einfluss auf unsere Gesundheit nehmen können.

Ja, das kann nicht nur sein, es ist so! Wenn Sie sich am Qualitätsmanagement Ihres Darms beteiligen, werden Sie bemerken, dass es Ihnen gut oder zumindest besser geht, und Sie können täglich am Produkt, also an Ihrem Kot, beurteilen, ob Ihr Darm gute Arbeit leistet.

Spezielle Erkrankungen des Darms erfordern natürlich spezielles Handeln und unbedingt den Arztbesuch.

Ihr nun erweitertes Wissen über den Ablauf der Verdauung wird Ihnen dabei helfen, vielleicht schon lange notwendige Änderungen an Ihrem Essverhalten auch wirklich zu vollziehen.

2.
Auf Abwegen – wie der Darm krank wird und krank macht

Das kann wehtun: Milch, Brot und Obst – die Dosis macht's

Es ist nicht nur das Essverhalten, das unseren Kot zu dem werden lässt, was unten rauskommt. Das wäre zu einfach, die Realität ist komplizierter. Gutes Kauen, keine Zwischenmahlzeiten und abends wenig essen ist eine gute Basis und die Voraussetzung dafür, dass der Darm richtig verdauen und uns gesund ernähren kann. Werden dann aber Nahrungsmittel gegessen, mit deren Verdauung unser Darm Schwierigkeiten hat, leidet der Darm. Häufig ist es nicht einmal das Nahrungsmittel als solches, sondern die Mengen, die davon gegessen werden.

Ein für viele Menschen problematisches Lebensmittel sind laktosehaltige Milchprodukte wie Milch, Joghurt, Sahne oder Quark. Bei 80 Prozent der Menschheit wird nach der Kindheit das für den Abbau der Laktose notwendige Enzym, die Laktase, nicht mehr produziert. Wird die Laktose nicht abgebaut, kann sie von unserem Dünndarm nicht aufgenommen werden. Dann landet sie als Bakterienfutter im Dickdarm und wird vergoren. Blähungen und Durchfall sind die Folge.

Ein anderer für viele Menschen problematischer Nahrungsbestandteil ist das im Getreide enthaltene Gluten. Bei 1 Prozent der Menschen werden die Darmzotten so irritiert, wenn sie mit Gluten in Kontakt kommen, dass eine heftige Immunreaktion in Gang kommt, die unter anderem zu Durchfällen führen kann. Die Zotten werden teilweise dadurch zerstört und sind nicht mehr in der Lage, alle notwendigen Nahrungsbausteine aufzunehmen. Nicht immer ist diese Reaktion so heftig.

Häufig merken wir kaum, wie unser Darm durch den Kontakt mit Gluten müder und immer müder wird. Das Gluten ist auch in der Lage, die Verbindungen zwischen den Darmzellen, den sogenannten »Zelljunktions«, zu lösen, woraufhin der Darm beginnt, Nahrungsbestandteile aufzunehmen, die er eigentlich gar nicht aufnehmen sollte.

Von immer mehr Menschen mit bereits müde gewordenem Darm wird die Fruktose, ein Zucker, der im Obst in größeren Mengen vorkommt, nicht mehr verdaut, gelangt in den Dickdarm und wird dort vergoren. Wir müssen furchtbar pupsen, und in unserem Bauch geht es zu wie auf einem Volksfest. Zum Eindicken hat der Darm keine Lust mehr und befördert den gärenden Brei so schnell wie möglich nach draußen. Durch Gärungs- und Fäulnisprozesse kommt es zu einem wilden bakteriellen Treiben und zur unkontrollierten Produktion von Giften. Diese schwächen unseren Darm zunehmend, lassen Darmtumore eher entstehen und unsere Gefäße verkalken.

Welche Folgen das für unseren Darm, die Darmflora, die Leber, die Haut, jede einzelne Zelle, unsere Psyche und sogar für unsere Wirbelsäule hat, werden Sie in diesem Kapitel erfahren.

Milch macht müde Männer munter

Viele werden diesen alten Werbeslogan noch in Erinnerung haben. Die Milchindustrie musste sich damals wie heute etwas einfallen lassen, um ihr Produkt an den Mann und an die Frau zu bringen. Milch ist aber nur für Säuglinge und Kleinkinder ein notwendiges Grundnahrungsmittel. Erwachsene Menschen brauchen Milch und Milchprodukte kaum mehr.

Und von wegen munter machen: Die Milch enthält kein Koffein und hat auch auf andere Weise keine wach machende Wirkung. Im Gegenteil: Ihr Gehalt an Tryptophan, einer essentiellen Aminosäure, erklärt, warum manch einer ein Glas warme Milch trinkt, um gut zu schlafen. Tryptophan steht in enger Verbindung mit der Produktion von Serotonin, dem »Schlaf- und Glückshormon«, das unter anderem für unsere Stimmung und unseren Schlaf verantwortlich ist. Nüsse enthalten bis zu 10-mal mehr Tryptophan und sind der Milch auch in diesem Punkt weit überlegen.

Aber Milch kann eine andere Art von Munterkeit verursachen. Ein Mann liegt müde und abgespannt auf dem Sofa vor dem Fernseher und trinkt ein Glas Milch. Spätestens nach einer Stunde, er war gerade dabei einzuschlafen, fängt es im Darm ganz furchtbar an zu rumpeln und zu gurgeln. Um Schlimmeres zu verhindern, macht er sich, inzwischen ganz schön munter geworden, auf den Weg zur Toilette und befreit sich von einem gärenden, den Darm reizenden Produkt.

Schuld daran ist bei 80 Prozent der Menschheit ein seit der Kindheit nicht mehr produziertes Enzym, die Laktase. Sie wird benötigt, um den in der Milch enthaltenen Milchzucker, die Laktose, zu spalten. Laktose ist ein Disaccharid. Das bedeutet, ein Zweifachzucker, bei dem zwei Zuckermoleküle, die Galaktose und die Glukose, miteinander verbunden sind. Um sie verdauen zu können, muss das Enzym diese Verbindung lösen, da der Darm nicht in der Lage ist, Zweifachzucker aufzunehmen.

So wird die Laktose unverdaut an den Dickdarm weitergegeben. Dort endet sie als Bakterienfutter. Die Bakterien produzieren bei der Verstoffwechselung Wasserstoff, Kohlendioxid und Fettsäuren. Diese reizen den Darm, und er möchte sie schnell wieder loswerden. Das Kohlendioxid kann durch übermäßiges Aufblasen der Darmschlingen zu Bauchschmerzen und Krämpfen führen. Der entstehende Wasserstoff wird vom Darm aufgenommen und über die Lungen ausgeatmet.

Und so wird eine Laktoseintoleranz nachgewiesen: Es werden morgens nüchtern 50 Gramm Milchzucker verabreicht, und dann wird alle 30 Minuten in ein kleines Gerät gepustet, das die Wasserstoffkonzentration in der Ausatemluft misst. Bei einer Laktoseintoleranz kommt es nach 1 bis 3 Stunden zu einem Anstieg der Wasserstoffkonzentration.

Im deutschsprachigen Raum sind etwa 30 Prozent der Bevölkerung nicht in der Lage, laktosehaltige Milchprodukte zu verdauen. Weltweit sind es 80 Prozent. Man nimmt an, dass die gesamte Menschheit noch bis ca. 5000 Jahre vor Christus laktoseintolerant war. Genetisch war es nicht vorgesehen, Milch nach dem Säuglings- und Kleinkindalter zu verdauen, weil diese wirklich nur für die Ernährung in diesem Alter gedacht ist. Genetisch gesteuert, wird die Produktion von Laktase nach ein paar Lebensjahren eingestellt.

Als der Mensch begann, Herdentiere zu nutzen und teilweise zu melken, kam es in manchen Regionen Europas zu Genmutationen. Milch konnte auch im fortgeschrittenen Alter getrunken werden, ohne Durchfall zu bekommen. Diese Mutationen wurden dominant vererbt und breiteten sich auf diesem Weg langsam aus, haben aber zum Beispiel den Mittelmeerraum noch nicht erreicht.

Das ist der Grund, warum in einem Land wie Griechenland Milch bis vor wenigen Jahren nicht getrunken wurde, Milchprodukte jedoch gegessen und vertragen wurden, wenn durch einen ausreichend langen Reifungsprozess die Laktose bakteriell gespalten wurde.

Der griechische Joghurt reift sehr lange im Becher und wird dadurch für die Griechen verträglich. Gereifter Käse enthält aus demselben Grund sehr wenig Laktose und ist deshalb für laktoseintolerante Menschen meist unproblematisch. Durch die Globalisierung der Nahrungsmittel hat die Trinkmilch Griechenland und andere Mittelmeerländer erreicht, jedoch meist nicht ohne Folgen wie Blähungen und breiigen Stuhlgang.

In Afrika oder Asien sind Menschen eine richtige Ausnahme, die Milch trinken können, ohne Beschwerden zu bekommen. Die Menschen sind dort zu fast 100 Prozent intolerant, was die Laktose angeht, das heißt, nach dem 4. oder 5. Lebensjahr sind sie nicht mehr in der Lage, ohne Durchfall und Blähungen Milch zu trinken. Milchschokolade wäre dort nicht nur wegen der hohen Temperaturen das falsche Gastgeschenk.

Auch wenn bei uns viele Menschen genetisch in der Lage sind, Milch zu trinken, lässt diese Fähigkeit im Alter nach. Je älter und müder ein Darm wird, desto weniger produziert er die notwendige Laktase. Jahrelang hat Ihnen der Cappuccino geschmeckt und wurde prima vertragen. Plötzlich bekommen Sie Blähungen und eventuell Durchfall.

Richtig müsste es also heißen: Milch macht müde Därme munter – doch das kann ganz schön gefährlich werden.

Im Jahr 2012 konnte die türkische Regierung von der Milchindustrie überzeugt werden, dass die 7 Millionen türkischen Kinder kaum oder gar keine, folglich in deren Augen zu wenig Milch trinken. Die Regierung startete eines der größten Ernährungsprogramme in ihrer Geschichte. Alle Kinder bekamen vom ersten Tag an mindestens eine Tüte kostenlose Milch. Gleich am ersten Tag landeten Tausende der Kinder – teils mit dem Rettungswagen – wegen starker Übelkeit, Bauchschmerzen und Durchfällen in den Krankenhäusern. Die Türkei gehört zu den Ländern, in denen die Bevölkerung nahezu flächendeckend laktoseintolerant ist. Das alles war vorhersehbar. Dennoch entschied sich die Regierung, an diesem Programm festzuhalten, kaum vorstellbar, welche Argumente sie dazu bewegt haben.

Die Gärungsprozesse reizen den Dickdarm. Durch die massive Gasproduktion kann die Klappe, die den Dünndarm vor einer Invasion der Bakterien schützt, funktionsunfähig werden. Erkrankt der Dünndarm, weil sich in ihm massenhaft Bakterien ausbreiten konnten, bezeichnet man diesen Zustand als »bakterial overgrowth«, das heißt, die Gärung beginnt bereits im Dünndarm. Das Gurgeln und Rumpeln fängt dann schon eine viertel oder halbe Stunde nach der Milchmahlzeit an. Dadurch werden die sonst so fleißigen Darmzotten geschädigt, und unsere Versorgung mit Nährstoffen und Vitaminen wird zunehmend schlechter.

Problematisch bei den Milchprodukten ist nicht nur der Milchzucker. Auch das Kasein, das Milcheiweiß, birgt Risiken. Bei einigen Menschen wirkt es schon im Säuglingsalter als Allergen und führt zum sogenannten Milchschorf, dem ersten Anzeichen einer von Allergien gekennzeichneten Zukunft. Wie es zu diesen Allergien kommt, ist nicht hundertprozentig geklärt. Wir wissen, dass es für einige Menschen schwierig ist, das Kasein der Kuhmilch aufzuspalten und zu verdauen.

Ein weiteres gesundheitliches Problem kann durch homogenisierte Milch hervorgerufen werden. Beim Homogenisieren der Milch werden die darin enthaltenen Fettkügelchen von einer Größe zwischen 2 und 10 µm (Mikrometer) auf etwa 0,2 bis 1,5 µm verkleinert, indem die Milch unter hohem Druck durch Spalten gepresst wird. Der Durchmesser eines Haares beträgt etwa 100 µm. Die so stark zerkleinerten Fettkügelchen steigen nicht mehr nach oben, und es bildet sich kein Rahm mehr.

Das Homogenisieren macht Milch nicht nur anschaulicher, sondern auch verträglicher. In ursprünglicher Größe sind die größeren Fettkügelchen für den Menschen sehr schwer verdaulich, auch hier arbeiten Enzyme, die Lipasen, die die Fettkügelchen spalten. Mit den größeren Fettkügelchen aber haben sie echte Schwierigkeiten.

Die nicht verdauten großen Fettkügelchen erreichen den Dickdarm, in dem sie zu freien Fettsäuren und sogenannten Hydroxyfettsäuren abgebaut werden, welche die Schleimhaut reizen und zu Durchfällen führen. Aus diesem Grund war Milch vor der Homogenisierung auch für Menschen ein Problem, die Laktase produzieren konnten. Durchfall hat da so ziemlich jeder bekommen. Die Konsumenten waren und sind mit den Ergebnissen zufrieden, der Umsatz wurde wegen der besseren Verträglichkeit gesteigert. Was den Absatz der Milch förderte, kam unserer Gesundheit jedoch nicht zugute.

Mit der Errungenschaft der Homogenisierung entstand ein neues Problem: In Tierversuchen konnte nachgewiesen werden, dass Därme vor allem auf derart industriell veränderte Milch mit einer Immunreaktion reagieren, bei der viel Histamin freigesetzt wird. Histamin ist entscheidend an der Abwehr körperfremder Stoffe beteiligt. Zu viel davon fördert Allergien. Allergische Hautreaktionen und Asthma waren die Folge, zudem wurde der Darm größer.

Die allergischen Reaktionen werden den kleinen Fettkügelchen nicht direkt zugeordnet. Eine Hypothese besagt, dass komplexe Eiweiße von vielen kleinen Fettkügelchen umzingelt werden und auf diese Weise der Verdauung im Magen entgehen können. Wie in einem trojanischen Pferd gelangen sie in den Dünndarm, in dem sie Immunreaktionen auslösen können.

Wenn wir nun aus den genannten Gründen den Milchproduktkonsum reduzieren würden, dann würde es unserem Darm besser gehen, aber was wäre dann mit unseren Knochen? Schließlich hat man uns unermüdlich erklärt, dass Milch Kalzium liefert, das wir für unsere Knochen brauchen. Wir seien das einzige Lebewesen, das bis ins hohe Alter die Milch anderer Lebewesen benötigt, weil sonst die Knochen brechen, wir Osteoporose bekommen. Zum Glück nicht! Wenn uns die Milch vor der Degeneration der Knochen schützen würde, dürfte es in Ländern wie Österreich, der Schweiz oder Deutschland – wie auch in den anderen Industriestaaten – wenig Osteoporose geben.

Bei näherer Betrachtung dieser Länder stellen wir fest: Je mehr Milchprodukte konsumiert werden, desto höher ist die Osteoporose-Rate. In einer schwedischen Untersuchung aus dem Jahr 2014 an über 60000 Frauen und 45000 Männern (die Frauen wurden über 22 Jahre beobachtet, die Männer 13 Jahre lang) konnte gezeigt werden, dass vor allem bei Frauen ein hoher Milchkonsum zu häufigeren Knochenbrüchen und sogar zu einer erhöhten Sterblichkeit führt. Fazit: Eine ausgewogene Mischkost, mit überwiegendem Anteil an Gemüse, Hülsenfrüchten und Nüssen, enthält ausreichend Kalzium, um unsere Knochen auch im Alter nicht brüchig werden zu lassen. Bewegung, die damit verbundene Belastung der Knochen, und das Sonnenlicht schützen uns zudem vor Knochenbrüchen.

Es werden noch viele Jahre vergehen, bis alle Mechanismen aufgedeckt sind, die die Milch für uns zu einem der wichtigsten Allergene machen. Wir werden auch noch lange Zeit brauchen, um zu verstehen, warum die Knochen der Frauen durch die Milch porös werden und sie früher sterben. In der Zwischenzeit sollten Sie nicht verängstigt in eine Ecke springen, wenn Ihnen jemand einen Milchkaffee anbietet. Auch auf einen guten alten Käse sollten Sie nicht verzichten, wenn er Sie anlacht.

Wichtig ist, im Alltag auf die Qualität der Milchprodukte zu achten, sie sollten nach Möglichkeit nicht industriell verändert sein. Außerdem sollte man auf täglich große Mengen verzichten.

Und wenn Sie nach dem Milchkaffee Blähungen bekommen, sollten Sie an eine Laktoseintoleranz denken. Wenn Sie unter unerklärlichen Ekzemen leiden, ist es gut, sich daran zu erinnern, dass das Milcheiweiß dafür verantwortlich sein kann.

Unser täglich Brot

Ausgerechnet unser tägliches Brot macht unserem Darm zu schaffen oder besser das, was der Mensch in den vergangenen Jahrzehnten aus unserem Brot gemacht hat. Getreide war nicht schon immer ein uns begleitendes Nahrungsmittel. Wenn wir uns die Menschheitsgeschichte als 60 Meter aneinandergereihte DIN-A4-Briefbögen vorstellen, dann kam das Getreide auf dem letzten Blatt auf unseren Speiseplan.

Bis zu diesem Zeitpunkt gab der Mensch sich mit dem zufrieden, was gejagt oder gesammelt wurde. Bemerkt hatte er sicher schon vorher, dass sich manche Vogelarten vom Getreidekorn ernährten. Bei den Versuchen, es den Vögeln gleichzutun, musste er feststellen, dass sein Verdauungstrakt nicht damit klarkam. Im Kot konnte er die Körner unverdaut wiedererkennen und beteiligte sich damit nur an der Verbreitung der Getreidesorten.

Was unten so wieder rauskommt, wie wir es oben eingeben, überzeugt nicht als Nahrungsmittel. Unsere Vorfahren mussten sich überlegen, wie sie es richtig klein bekommen. Sie brauchten Hitze, um es verdaulich zu machen – so schlau waren sie schon. Gut 10 000 Jahre ist das her, und noch immer ist es nicht allen Menschen gelungen, sich an dieses verhältnismäßig neue Nahrungsmittel zu gewöhnen. Über Jahrhunderte wurde das Mehl ausgemahlen, und die schwer verdaulichen Bestandteile verfütterte man an die Schweine, bis uns die Biowelle in den 1970er-Jahren eines scheinbar Besseren belehrte. Ballaststoffe in Obst und Gemüse wurden zwar zu Recht modern – aber leider auch mit einigen die Verdauung belastenden Vollkornprodukten gleichgesetzt.

Eigentlich hätte man an der dadurch angekurbelten Gasproduktion im Darm sofort merken müssen, dass da etwas nicht ganz richtig sein kann. Viele dachten, dass das Gas Ausdruck einer neuen, gesunden Lebensweise und deshalb als gut zu bewerten sei. Aber nicht nur wegen des Prädikats »schwer verdaulich«, das viele Vollkornprodukte zu Recht haben, macht das Korn einigen Därmen das Leben schwer.

Daran schuld ist auch das Gluten, ein in den meisten Getreidearten enthaltenes Gemisch aus Proteinen. Sein Name kommt aus dem Lateinischen und bedeutet Leim. Wir nennen es auch das Klebereiweiß. Wenn wir einen Teig kneten und diesen mit viel Wasser auswaschen, bleibt so etwas wie ein megagroßer Kaugummi übrig, das Gluten. Das beim Backen unter Beigabe von Hefe entstehende Gas bläst die im Teig verteilten vielen kleinen, glutenhaltigen Kaugummis auf, und so entsteht das puffige Brot, auf dem wir, wenn es groß genug wäre, Trampolin springen könnten.

In den letzten Jahren wurde das Gluten im Weizen, dem am meisten verwendeten Getreide, durch spezielle Züchtungen verdreifacht, um das Brot möglichst puffig zu produzieren. Der Endverbraucher liebt es so, die Industrie macht es möglich. Maschinell produzierter Teig ist leichter herzustellen, wenn er möglichst viel Gluten enthält, also möglichst viel Blasen bildenden Kaugummi. Glutenarmes Brot hat frisch oft die gleiche Konsistenz wie altes glutenreiches Brot. Es ist fester und zäher, das macht es für viele Konsumenten unattraktiv.

Die Verträglichkeit mag auch darunter leiden, dass der Weizen in nur wenigen Jahren vom Menschen so weitreichend verändert wurde, wie ihn die Natur in vielen tausend Jahren nicht hätte verändern können.

Veränderungen sind natürlich im Grunde nichts Schlechtes. Was wäre das Leben ohne Veränderung? Es kommt darauf an, welche Veränderungen wir zulassen und welchen wir besser aus dem Weg gehen sollten.

Nicht immer ist es das Gluten im Weizen, das unseren Darm leiden lässt. Professor Schuppan an der Universität Mainz war ein Jahr lang auf der Suche nach weiteren möglichen Übeltätern und wurde fündig. Ein Protein mit dem Namen Adenosin Triphosphat Amylase (ATI), das von der Industrie in den modernen Hochleistungsweizen gezüchtet wurde, um die Abwehr gegen Insekten zu steigern, kommt als weitere Ursache für Darmbeschwerden in Betracht. Bei Insekten als Insektizid wirksam und auf diese Weise ertragssteigernd, hatte niemand daran gedacht, dass es unserem Darm zusetzen könnte.

Der moderne, veränderte Weizen sollte deshalb gemieden werden, wenn es um die Gesundheit geht und darum, den

Darm fitter zu machen. Im Bio-Markt finden Sie noch Brot aus Weizen, der diesen Veränderungen nicht ausgesetzt war.

Zöliakie

Bei einer Erkrankung, der Zöliakie, nimmt uns die Entscheidung, ob gut oder böse, unser Darm ab. In Deutschland leidet ungefähr einer von 100 Menschen an dieser lebensverändernden Erkrankung. Vor nur 25 Jahren war es noch einer von 1000. Dass diese Erkrankung auf dem Vormarsch ist, können Sie auch daran erkennen, dass Jahr für Jahr die »Glutenfrei«-Regale im Super- oder Bio-Markt um mindestens einen Meter länger werden. Je mehr Weizen in einem Land konsumiert wird, desto häufiger kommt die Erkrankung vor.

In der Türkei werden jährlich fast 200 Kilo Brot pro Person konsumiert, entsprechend kommt auch die Zöliakie mit 1,5 von 100 Einwohnern am häufigsten vor. Deutschland und Irland liegen in Europa mit ungefähr 80 Kilo im Spitzenfeld. Man könnte meinen, dass in Frankreich das meiste Brot verzehrt wird. Das liegt aber daran, dass der Franzose nicht nur in unseren Schulbüchern gerne mit einem Baguette in der Hand dargestellt wird und keine andere Nation eine derart feste Verbindung mit einer Brotsorte aufgebaut hat. Die Franzosen liegen aber mit nicht einmal 60 Kilo eher im Mittelfeld.

Wieso sind diese Eiweiße, das Gluten, für einige Därme so extrem schädlich?

Einige Zeit nach dem ersten Kontakt mit glutenhaltiger Kost kommt es bei den Betroffenen zu einer ausgeprägten Immunreaktion im Darm gegen das im Gluten enthaltene Eiweiß Gliadin. Diese Reaktion ist so heftig, dass die Darmzotten im Dünndarm nach einiger Zeit stark geschädigt werden und nach Jahren der unbehandelten Krankheit auch völlig zerstört werden. Es kommt zu fettigen Stühlen, weil das mit der Nahrung aufgenommene Fett nicht mehr verdaut werden kann, es kommt zu Durchfall, Erbrechen und zunehmendem körperlichen Zerfall, weil Eisen, Folsäure, Zink und die Vitamine A, E, K, D und B_{12} nicht mehr ausreichend aufgenommen werden können.

Bei einem gesunden Darm ist die Darmschleimhaut dafür verantwortlich, was in den Körper aufgenommen wird und was im Darm bleiben muss. Die geschädigte Darmschleimhaut wird durchlässig für Gliadin, was bei Zöliakie-Patienten an erhöhten Gliadinantikörpern im Blut nachweisbar ist. Wie es zum weiteren Krankheitsverlauf kommt, ist nicht geklärt.

Fest steht, dass das Immunsystem bei ungefähr 90 Prozent der Erkrankten Antikörper gegen Eiweiße der Darmmuskulatur produziert: gegen die sogenannte Transglutaminase und gegen Endomysium. Der Darm wird dann nicht nur wegen der Immunreaktionen gegen das Gluten geschädigt, sondern vom Immunsystem direkt angegriffen. Viele andere Autoimmunerkrankungen, das sind Erkrankungen, bei denen körpereigenes Gewebe vom Immunsystem angegriffen wird, kommen bei Zöliakie-Patienten häufiger vor. Dazu zählen der Typ-1-Diabetes, die rheumatoide Arthritis, die Hashimoto-Schilddrüsenentzündung. Die chronisch entzündlichen Darmerkrankungen Colitis ulcerosa und Morbus Crohn kommen ebenso häufiger vor, aber auch Asthma bronchiale und Ekzeme werden damit in Zusammenhang gebracht. Man kann das vergleichen mit einem Wachhund, der darauf abgerichtet wurde, Eindringlinge anzugreifen, doch nun, völlig verwirrt, alles beißt, was zwei Beine hat, das Herrchen, in unserem Fall die Organe, inbegriffen.

Die verbesserte Diagnostik hat sicherlich die Zahl der Zöliakie-Patienten erhöht. Sie hat aber auch dazu beigetragen, dass wir heute wissen, dass nicht jeder Zöliakie-Patient unter Durchfall leiden muss. Im Erwachsenenalter konsultieren die meisten Betroffenen wegen starker Müdigkeit, Nervenschmerzen, Blutungsneigung oder Ödemen ihren Arzt. Es ist also sicher richtig, bei unklaren Beschwerden dieser Art an eine Zöliakie zu denken und die entsprechenden Antikörper mit einem Bluttest zu bestimmen.

Aber damit ist noch lange nicht Schluss: Unabhängig vom Brot, Gluten und ATI gibt es weitere Mechanismen, die der Darmschleimhaut zu schaffen machen.

Sesam-öffne-dich

Der Darm wird nicht nur durch immunologische Reaktionen und Zerstörung der Darmschleimhaut für fremde Proteine durchlässig.

Vor etwa 10 Jahren wurde ein vom Darm selbst produziertes Protein entdeckt, das in der Lage ist, die Zellverbindungen zwischen den Darmzellen zu lösen: Zonulin. Durch dieses Protein wird der Darm für allerlei große Moleküle durchlässig, die in dieser Form den Darm nicht in Richtung Blut verlassen sollten, weil sie vom Immunsystem dann als fremd identifiziert werden und Abwehrreaktionen in Gang bringen.

Und wiederum: Bei vielen Autoimmunerkrankungen wie dem Typ-1-Diabetes, der rheumatoiden Arthritis, der Hashimoto-Schilddrüsenentzündung und auch bei den chronisch entzündlichen Darmerkrankungen Colitis ulcerosa und Morbus Crohn ist der Zonulin-Spiegel im Blut und im Stuhl erhöht. Das Protein Zonulin ist so eine Art »Sesam-öffne-dich« für alle möglichen fremden Eindringlinge, die in unserem Blut nichts verloren haben und möglicherweise Schaden anrichten.

Bleibt die Frage offen, warum der geschädigte Darm selbst

ein Protein produziert, das durch seine Wirkung im gesamten Organismus Schaden anrichtet. Auf die Antwort werden wir noch eine Weile warten müssen.

Durch eine einfache Blutabnahme oder eine Untersuchung des Stuhls sind wir in der Lage, den Zonulin-Spiegel zu bestimmen und damit nachzuweisen, ob und in welchem Ausmaß unser Darm in dieser Hinsicht geschädigt ist.

Wenn Äpfel blähen

Bei der Milch und beim Weizen haben wir es mit Nahrungsmitteln zu tun, die den Darm ursächlich schädigen können. Sie sind noch nicht lange auf dem menschlichen Speiseplan. Wenn wir sie morgen einfach reduzieren würden, kräht kein Hahn danach, und manch ein Darm lächelt wieder.

Wie sieht es aber beim Obst aus? Menschheitsgeschichtlich gesehen, ist es schon lange auf dem Speiseplan und wegen der Vitamine hochgerühmt! Dennoch Probleme damit?

Ja! Denn Probleme mit der Verdauung der Früchte entstehen, wenn die Fruktose, der in den Früchten enthaltene Zucker, nicht gut verdaut werden kann. Es gibt eine extrem seltene Form der Fruktoseintoleranz, bei der die Fruktose zwar aufgenommen wird, deren Abbau durch einen angeborenen Enzymdefekt aber nicht normal abläuft. Dabei kommt es zu Leber- und Nierenschäden sowie zu Unterzuckerungen.

Ganz anders verhält es sich bei der sogenannten Fruktosemalabsorption, die man fälschlicherweise auch als Fruktoseintoleranz bezeichnet. Hier ist die Aufnahme des Fruchtzuckers im Darm gestört, die Ursache liegt in einem schlecht ausgebildeten oder überlasteten Transportsystem.

Das verdient eine genauere Beleuchtung: Fruktose ist ein Einzelzucker und wird durch eines der vielen speziellen Transportsysteme vom Darm aus in oder durch die Zellen geschleust. Das erste Transportsystem, das gefunden wurde, transportiert Glukose, ebenfalls ein Einzelzucker, in die Blutzellen, deshalb nannte man es GLUT1. Bisher wurden 14 weitere dieser Transportsysteme gefunden. Das für den Fruktosetransport durch die Darmzellen verantwortliche System wurde als fünftes gefunden, deshalb nannte man es GLUT5. Ein gesunder Darm mit einem funktionierenden Transportsystem ist in der Lage, 30 bis 40 Gramm Fruktose am Tag zu transportieren.

Kommt mehr Fruktose in den Darm, wird sie nicht transportiert, also nicht aufgenommen, stattdessen vom Dünndarm zum Dickdarm weitergeschickt und endet dort als Bakterienfutter.

Die Bakterien freuen sich über die Extraportion Zucker und vergären ihn zu Alkohol, Kohlendioxid, Wasserstoff und Fettsäuren, was die typischen Beschwerden einer Fruktosemalabsorption erklärt. Kohlendioxid macht die Blähungen, die Fettsäuren machen oft Durchfall, und der Wasserstoff wird zur Diagnose genutzt. Er findet sich wie beim Test auf Laktoseintoleranz nach kurzer Zeit in der Ausatemluft und kann durch Blasen in ein kleines Messgerät nachgewiesen werden.

Sie können das Transportsystem mit einem Busunternehmen vergleichen, das täglich eine bestimmte Kapazität zur Personenbeförderung hat. Wenn die Busse voll sind, müssen die restlichen Passagiere draußen bleiben. Bis vor wenigen Jahrzehnten war das auch kein Problem, weil nicht viel Fruktose gegessen wurde. Über lange Zeit lag der durchschnittliche Konsum pro Tag bei 15 Gramm Fruktose. Ein Apfel enthält etwa 10 bis 15 Gramm Fruktose. Obst gab es nicht das ganze Jahr, und wenn man doch mal zu viel erwischt hat und Blähungen bekam, aß man beim nächsten Mal weniger.

Heute wird empfohlen, täglich mindestens fünf Obst- oder Gemüsemahlzeiten zu verzehren. Wenn man dem Obst den Vorzug gibt, ist das Transportsystem schnell überlastet, und man bekommt Beschwerden, obwohl man doch dachte, alles richtig zu machen. Zudem nehmen wir Unmengen an Fruktose auf, ohne uns dessen bewusst zu sein. Denn wenn auf der Marmelade steht: »kein Zucker«, dann ist Fruktose drin – und so verhält es sich bei endlos vielen industriell gefertigten Lebensmitteln.

Eine interessante Frage ist, warum der Transport von Fruktose überhaupt begrenzt ist. Fruktose wird in der Leber ähnlich wie Alkohol verstoffwechselt und ist in großen Mengen genau wie dieser giftig, sie führt unter anderem zu einer Leberverfettung. Eine begrenzte Aufnahme ist also sehr sinnvoll.

Wie ist es dann möglich, dass Menschen an einer nicht alkoholbedingten Leberverfettung leiden, wenn doch sowieso nur eine begrenzte Menge Fruktose aufgenommen werden kann? Haushaltszucker ist ein Doppelzucker (Disaccharid), er besteht aus zwei Einzelzuckern, der Fruktose (Fruchtzucker) und der Glukose (Traubenzucker).

Die Glukose ist Nahrung für all unsere Zellen. Der Aufnahme im Darm sind hier kaum Grenzen gesetzt. Der Haushaltszucker wird in unserem Darm in seine Einzelzucker gespalten, und die Fruktose setzt sich nun unbemerkt mit in den Bus, der eigentlich nur die Glukose transportieren sollte. So findet die Fruktose als blinder Passagier dann doch den Weg zur Leber.

Sorbit, ein häufig von der Industrie eingesetzter Zuckeraustauschstoff, blockiert das Fruktosetransportsystem komplett. Das ist dann, als würde der Papst im Bus sitzen, weshalb keiner mehr mitfahren darf. Fruktose wird dann gar nicht mehr aufgenommen und die Beschwerden entsprechend verstärkt.

Bisher war nur die Rede von zu vielen Leuten, die in den Bus wollen und keinen Platz finden. Es gibt aber einige Krankheiten oder Belastungen des Darms, bei denen nur noch kleine Busse fahren, die Kapazität also verringert wird. Gluten ist für viele Därme eine solche Belastung, auch eine bakterielle Fehlbesiedelung des Dünndarms gehört dazu. Wie hängt das alles zusammen?

Das kann man sich so vorstellen: Gluten schwächt den Darm, und deshalb fahren weniger Busse, die Fruktose wird nicht vollständig aufgenommen. Es kommt zu starken Gärungsprozessen im aufsteigenden Dickdarm, die entstehenden Gase belasten die Klappe zwischen Dünn- und Dickdarm. Sie schließt nicht mehr vollständig. Keime aus dem Dickdarm können nun mehr und mehr den Dünndarm besiedeln, wodurch dieser immer mehr an Kraft und Gesundheit einbüßt.

Untersuchungen in unterschiedlichen Ländern haben ergeben, dass ein Drittel der Menschen bei dem Verzehr von 25 Gramm Fruktose eine unvollständige Aufnahme derselben aufweisen. Die als normal geltenden 30 bis 40 Gramm sind folglich für viele Menschen völlig absurd!

Der Volksmund sagt gern, was nicht verwertet wird, geht den Weg alles Irdischen. Was der Volksmund aber nicht weiß: Im Dickdarm ist dann die Hölle los, wenn die Bakterien ans Werk gehen, und ernstliche Erkrankungen können die Folge sein.

Nur die Hälfte der fruktose-intoleranten Menschen bekommen die typischen Beschwerden, Blähungen und Durchfall, zu spüren, die nicht selten Ursache eines Reizdarmsyndroms sind. Die anderen haben Bakterien, die nicht so scharf auf Fruktose sind und entsprechend weniger Gärungsprozesse einleiten. Wir könnten nun denken: Glück gehabt. Dem ist aber leider nicht so, weil der Fruktose-Malabsorption noch einige andere Probleme anhaften.

Blähungen oder Durchfall sind lediglich Symptome, die ursächliche Erkrankung ist der müde oder kranke Darm, der nicht mehr in der Lage ist, Fruktose aufzunehmen. Und wie man beobachtet hat, scheitert er dann nicht nur an der Fruktose, sondern auch an anderen Nähr- und Vitalstoffen.

Betroffene leiden vermehrt unter Depressionen. Man nimmt als Ursache an, dass der Darm auch mit der Aufnahme von Tryptophan Schwierigkeiten hat. Denn Tryptophan ist bei Fruktose-Intoleranz in geringeren Mengen im Blut zu finden. Wie bereits beschrieben, wird es in unserem Gehirn zu Serotonin umgewandelt, das uns als »Glückshormon« bekannt ist. Weniger Tryptophan im Blut bedeutet weniger Serotonin im Gehirn, und die Stimmung sinkt.

Ein bisschen Schokolade hebt die Stimmung. Wenn man Süßes isst, wird in der Bauchspeicheldrüse Insulin produziert, das für die Verstoffwechselung von Zucker zuständig ist. Man konnte zeigen, dass Insulin noch mehr kann: Es verbessert die Aufnahme von Tryptophan ins Gehirn. Das ist natürlich keine Lösung für Depressionen, die durch müde Därme bedingt sind, schon allein wegen des dann steigenden Körpergewichts. Aber der Zusammenhang sollte Ihnen nun verständlich sein.

Folsäure- und Zinkmangel sind ebenfalls eine häufige Begleiterscheinung. Bei diesen Mangelzuständen und eben auch bei Depressionen ist es sinnvoll, den Fruktose-Konsum zumindest eine Zeit lang drastisch einzuschränken. Das Fitnessprogramm für Ihren Darm verbessert die Aufnahme von Tryptophan, Folsäure und Zink, und das Leben wird wieder lustiger.

Nun haben Sie verstanden, warum Milchprodukte, Brot und Obst mit Vorsicht zu genießen sind. Es gibt keinen Grund, panisch auf alles zu verzichten, die Mengen, die Sie davon essen, sollten Sie aber im Auge behalten. Maßhalten ist eine gute Idee.

Die Reifeprüfung

Es gibt eine weitere Substanz, die, durch einen müden Darm bedingt, in unserem Organismus ein ziemliches Durcheinander verursachen kann: Histamin, die schon erwähnte, vom Körper selbst produzierte Substanz, die aber auch in allen anderen Lebewesen und in Pflanzen vorkommt, selbst Bakterien können es herstellen. Ein Alleskönner – im Guten wie im Bösen, wie Sie sehen werden.

Die Liste der möglichen Beschwerden ist lang: Kopfschmerzen und Migräne, eine verstopfte oder laufende Nase, schneller Pulsschlag und Extraschläge des Herzens, sogenannte Extrasystolen, weicher Stuhlgang bis Durchfall, niedriger Blutdruck, geschwollene Augenpartien und rote Flecken am Körper oder im Gesicht, eine sogenannte Urtikaria – das alles kann Ausdruck dafür sein, dass Nahrungsmittel nicht mehr vertragen werden. Auslöser hierfür ist das Histamin, das in gereiften Nahrungsmitteln, durch bakterielle Prozesse bedingt, in größeren Mengen zu finden ist.

Histamin ist in unserem Organismus maßgeblich an der Abwehr körperfremder Stoffe beteiligt und wichtigster Entzündungsstoff bei allen krankhaften allergischen Erkrankungen und Asthma. Es führt zur Erweiterung der Gefäße und zum Zusammenziehen der Gebärmutter, was während einer Schwangerschaft die Wehen auslösen würde.

Das verdient genauere Betrachtung: Um Wehen zu verhindern, produziert die Plazenta, der Mutterkuchen, ein Enzym, das wir Diaminoxidase nennen und das in der Lage ist, Histamin abzubauen. Schwangere Frauen haben etwa 500-mal größere Mengen dieses Enzyms im Blut als Nicht-Schwangere.

Auch ein gesunder Dünndarm ist in der Lage, dieses Enzym in ausreichenden Mengen zu produzieren, um auf diese Weise das über die Nahrung aufgenommene oder von Bakterien im Darm produzierte Histamin zu neutralisieren, weil es ansonsten die oben genannten Beschwerden auslösen könnte.

Kranke Därme sind nicht in der Lage, ausreichende Mengen des Enzyms zu produzieren, zudem wird die Produktion durch Alkohol und einige Medikamente vermindert. Gelangt das Histamin in die Darmschleimhaut, steht auch hier nochmals Diaminoxidase bereit. Wenn auch diese nicht ausreicht, startet die Leber einen letzten Versuch mit einem Enzym, das wir N-Methyltransferase nennen, einen Großbrand zu verhindern.

Sie können diese Enzyme mit verschiedenen Einheiten der Feuerwehr vergleichen, die ständig auf der Suche nach möglichen Brandherden sind, um es erst gar nicht zu einem Feuer kommen zu lassen.

Wie kann man sich das im Alltag vorstellen? Nehmen wir an, Ihre Darmfunktion ist gut und die Diaminoxidase-Produktion der Darmzellen ausreichend. Am Abend essen Sie einige histaminreiche Lebensmittel, ein Thunfischsteak, etwas Emmentaler Käse, um das Essen abzuschließen, und dazu trinken Sie ein oder mehrere Gläser Rotwein. Zum einen ist der Rotwein sehr reich an Histamin, zum anderen setzt der darin enthaltene Alkohol die Feuerwehr im Darm außer Gefecht. Häufig bekommen wir das mit einer verstopften Nase und am nächsten Tag mit Kopfschmerzen zu spüren. Der histaminärmere Weißwein hätte Sie eventuell davor bewahrt.

Der Durchfall und die Kreislaufprobleme, die Sie vielleicht schon einmal nach der Aufnahme eines verdorbenen Lebensmittels erlebt haben, sind wahrscheinlich auf die Wirkung des darin in großen Mengen enthaltenen Histamins zurückzuführen. Schon am nächsten Tag geht es Ihnen wieder gut. Wenn es Ihnen mehrere Tage schlecht geht, ist nach der Wirkung der in dem verdorbenen Lebensmittel enthaltenen Bakterien zu fragen.

Leiden Sie nur unter einem der oben genannten Symptome, sind Sie vielleicht, ohne es zu wissen, dabei, herauszufinden, ob der Reifungsprozess der gegessenen Nahrungsmittel überschritten wurde oder Ihr Darm müde geworden und nicht mehr in der Lage ist, ausreichende Feuerwehreinheiten bereitzustellen. Denkbar ist auch, dass der Alkohol oder ein Medikament die Feuerwehr reduziert hat. Oder Sie haben Lebensmittel gegessen, sogenannte Histaminliberatoren, die im Organismus zu Allergien führen, weshalb Sie körpereigenes Histamin freigesetzt haben.

Es gibt eine einfache Möglichkeit, dies herauszufinden: Essen Sie ein Woche lang keine stark histaminhaltigen Nahrungsmittel und verzichten Sie auf alkoholische Getränke und Nahrung, die bei Ihnen Allergien auslöst. Zudem können Sie vor dem Absetzen bei Ihrem Arzt den Histamin- und Diaminoxidase-Gehalt im Blut bestimmen lassen. Die Ergebnisse sind oft nicht eindeutig, deshalb sollte der einwöchige Verzicht immer mit in die Beurteilung einfließen.

Für Ihr Darm-Fitnessprogramm in puncto Histamin liste ich nun Wissenswertes auf, um Ihr Darm-Gleichgewicht wiederherzustellen.

Histaminhaltige Lebensmittel

- gereifter Käse +++
- Salami und Wurstwaren +++
- Fisch, wenn er nicht fangfrisch ist +++
- Rotweinessig +++
- Sauerkraut +++
- Tomaten +
- Spinat +

Histaminhaltige alkoholische Getränke

- Rotwein +++
- Champagner +++
- Weizenbier ++
- Weißwein +
- Bier +

Diaminoxidase-Hemmer (bei diesen Stoffen hilft Ihnen Wikipedia!)

- Alkohol
- Acetylcystein (ACC, Schleimlöser bei Husten)
- Ambroxol
- Aminophyllin
- Amitryptilin
- Chloroquin
- Clavulansäure
- Isoniazid
- Metamizol
- Metoclopramid
- Propafenon
- Verpamil

Histaminliberatoren (Stoffe in Lebensmitteln, die die Histaminproduktion auslösen)

- Schokolade
- Eventuell Zitrusfrüchte, Erdbeeren, Kiwi, Nüsse

Flora und Fauna – Hauptsache, die Bakterien sind harmlos

Der Darm kann nicht nur darüber geschädigt werden, was wir mit der Nahrung aufnehmen. Auch welche Mikroben, die Kurzform für Mikroorganismen, in unserm Darm wachsen und was bei diesem Wachstum produziert wird, kann die Funktion des Darms und in Folge unsere Gesundheit beeinflussen.

Die Darmflora ist die Gesamtheit aller Mikroorganismen im Darm – und in aller Munde, zumindest bei all denen, die sich vorgenommen haben, mit probiotischem Joghurt, also einem Joghurt voller lebendiger Mikroben, ihre Gesundheit zu beeinflussen. Bei der Vorstellung, einen mit Stuhlkeimen beimpften Joghurt zu essen, könnte es einem eigentlich schon mal gruseln.

Über die Darmflora wird mittlerweile sehr viel geredet. Was hat es mit der Darmflora auf sich?

Flora war die römische Göttin der Blumen und der Jugend und meint in der Wissenschaft die Pflanzenwelt. Da könnte man sich natürlich fragen: Was hat sie in unserem Darm zu suchen? Vor noch gar nicht langer Zeit wurden Bakterien den Pflanzen zugeordnet, und die Darmflora ist uns als Erinnerung an diese Zeit geblieben. Amöben und Würmer, die sich durchaus in unseren Darm verirren können, müsste man eigentlich einer Darmfauna, also der Tierwelt, zuordnen. Aber das würde alles nur noch komplizierter machen. Und deshalb bleibt man bei der Darmflora, die die Gesamtheit der Bakterien, Pilze, Parasiten, Viren und einiges mehr bezeichnet.

Ungefähr 1000 Bakterien-Arten können sich in unserem Darm vermehren. Tatsächlich ist es bei jedem von uns ein bunter Strauß von etwa 300 auserlesenen Arten. Bei etwa der Hälfte davon wissen wir nicht genau, wie sie aussehen, weil es außerhalb des Darms keine Möglichkeit gibt, sie anzuzüchten. Warum wir genau diese 300 gewählt haben, wissen wir auch nicht ganz genau. Man nimmt an, dass es damit zu tun hat, mit welchen Keimen wir von Geburt an Kontakt hatten. Kinder, die durch einen Kaiserschnitt auf die Welt kamen, werden von anderen Keimen besiedelt als Kinder, die auf natürlichem Weg geboren wurden und mit den Keimen im Geburtskanal Kontakt hatten.

Insgesamt trägt jeder von uns ungefähr 100 Billionen Bakterien in seinem Darm spazieren, also 100 000 000 000 000!

Wenn unsere Bakterien Tulpen wären und wir 100 Tulpen auf einen Quadratmeter pflanzen würden und unser Planet nur bepflanzbare Erde und keine Ozeane hätte, dann könnten wir 2000 Planeten, ähnlich unserer Erde, komplett mit Tulpen bepflanzen. Jeder von uns. Lust auf ein bisschen Bakterien-Geschichte?

Bald nachdem der europäischen Wissenschaft vor ungefähr 200 Jahren Darmbakterien bekannt wurden, machte sie sich daran, herauszufinden, ob diese Bakterien nun gut für uns sind, ob sie vielleicht keinen Einfluss auf uns haben oder ob sie sogar Schaden anrichten können.

Louis Pasteur, ein französischer Chemiker und Mikrobiologe, untersuchte im Jahr 1880 an Tieren, die mit sterilisierter Nahrung auskommen mussten, ob diese ohne Darmbakterien überhaupt lebensfähig sind. Sie waren es nicht! Er schloss daraus, dass die Darmflora für den Menschen lebensnotwendig war. Dabei war ihm zu dieser Zeit durchaus bewusst, wie gefährlich Bakterien außerhalb unseres Darms sein können. Pasteur hatte aber leider noch keine Ahnung von der Existenz der Vitamine. Und so ist es ihm entgangen, dass er durch das Sterilisieren der Nahrung seinen Versuchstieren jede Überlebenschance genommen hatte. Weil die Chirurgie noch in den Kinderschuhen stand, konnte er auch nicht wissen, dass Menschen, die, durch einen Unfall oder schwere Erkrankung bedingt, ihren Dickdarm und damit alle dort lebenden Keime verlieren, in der Lage sind, ein langes gesundes Leben zu führen.

Anfang des 20. Jahrhunderts, nachdem die Lebensnotwendigkeit der Vitamine erforscht war, behauptete man, sogar die Bakterien seien ein für uns notwendiger Vitaminproduzent, sie seien notwendig für unsere Versorgung. Man tat alles, um diese Idee zu festigen.

Als dann in den 30er-Jahren des 20. Jahrhunderts nachgewiesen wurde, dass eine Darmflora keineswegs notwendig ist, dass von den Darmkeimen mehr Vitamine verbraucht als produziert werden, dass bei der Spaltung von für uns Unverdaulichem oder schlecht Verdautem starke Gifte produziert werden, da war es schon zu spät. Nicht nur in den wissenschaftlichen Gehirnen hatte sich über Jahrzehnte eine feste Meinung gebildet. Und es wurde klar, dass es Jahrzehnte dauern würde, um diese Gedanken restlos auszuradieren.

Über den Einfluss der Darmflora auf unseren Organismus wird seit 10 Jahren wieder intensiv geforscht.

Darmbakterien sind nicht notwendig, aber praktisch nicht zu vermeiden. Folglich müssen wir mit ihnen auskommen.

Wichtig ist, dass sie keinen Schaden anrichten. Sie müssen harmlos sein. Aber wie sieht eine harmlose Darmflora aus?

Wir wissen, dass wir eine Flora, also Bakterien, im Mund haben, dass aber der Magen durch sein stark saures Milieu fast keimfrei ist, dass sich nur wenige Keime dort wohlfühlen. Wir wissen, dass es in einem gesunden Magen kaum einem Keim gelingt, lebend diese saure Hölle zu verlassen.

Wenn der Magen dagegen krank ist oder er die Nahrung sehr schlecht gekaut bekommt, haben die Keime eine gewisse Chance, in den Dünndarm zu gelangen. Das führt auf Dauer dazu, dass wir mit immer neuen Keimen konfrontiert werden, die sich, wenn ihnen das Milieu zusagt und die Abwehr strauchelt, auch in unserem Darm niederlassen. Damit steigt natürlich auch die Chance, dass ein paar Übeltäter dabei sind.

Auch der gesunde Dünndarm ist nahezu keimfrei. Zumindest die erste Hälfte. Doch wenn die Klappe zwischen Dick- und Dünndarm nicht vollständig schließt, können Keime aus dem Dickdarm aufsteigen. Noch kein Grund zur Sorge, denn der Dünndarm hat eine natürliche Abwehr gegen dieses Bakterienwachstum.

Wenn er aber geschwächt ist, verliert er diese Abwehrfähigkeit – und wir werden krank. Wie Sie bereits wissen, nennt man dieses Krankheitsbild »bacterial overgroth«. Die Bakterien machen sich dann über unsere Nahrung im Dünndarm her, bevor dieser gut verdaut und die Nährstoffe über das Blut unserem Organismus weitergegeben hat. Es kommt zu Fehlernährung, Mangelzuständen, schmerzenden Gelenken und vielem mehr.

Normalerweise machen sich die Keime erst in ihrer angestammten Heimat, dem Dickdarm, über unsere Verdauungsreste her. Genau von diesen Verdauungsresten ist es abhängig, welche Keime in welchen Mengen vorhanden sind, ob die Darmflora harmlos ist oder uns schadet.

Ein Darmflorabeispiel: Mit Muttermilch ernährte Säuglinge beherbergen eine völlig andere Darmflora als mit Kuhmilch ernährte. Allein der Unterschied zwischen Muttermilch- und Kuhmilcheiweiß, Letzteres für uns ein wenig schlechter verdaulich, ruft Bakterien auf den Plan, die gerne verstoffwechseln, was von uns nicht verdaut wurde. Flaschenkinder haben häufiger Probleme mit dem Darm, der Stuhl fängt an zu stinken, und sie leiden später vermehrt an Allergien.

Ein anderes Beispiel: Bei häufiger Aufnahme von schlecht gekautem Fleisch oder großen Mengen davon fühlen sich Fäulnisbakterien im Dickdarm besonders wohl – und produzieren krebserregende Fäulnisgifte! Das Darmkrebsrisiko steigt. Die gleichzeitige Aufnahme von faserreicher Kost ist in der Lage, das Krebsrisiko wieder zu senken, weil diese Fasern die Fäulnisgifte teilweise aufnehmen, die Darmpassagezeit beschleunigen und Reaktionen an der Darmwand dadurch minimiert werden. Ein Beispiel dafür, wie komplex da unten im Dickdarm gearbeitet wird!

Noch ein Beispiel: Neue Untersuchungen konnten zeigen, dass bei der Fäulnis von schlecht verdauten Hühnereiern Gifte produziert werden, die Arterienverkalkung (Arteriosklerose) verursachen.

Manch einer hat sich durch schlechte Ernährungsgewohnheiten eine Darmflora geschaffen, die Weltmeister darin ist, alles, aber auch wirklich alles, in Kalorien zu verwandeln. So wird er dick. Sie kennen die besorgniserregende Zunahme der Übergewichtigen in den Industrieländern! Die Darmflora trägt das ihrige dazu bei, aber vorrangig bleibt die Menge, die wir essen, und wie wir essen.

Wir können die Darmflora vielleicht ein bisschen dadurch beeinflussen, dass wir, jedem Ekel widerstehend, Darmkeime essen. Wir können sie aber vor allem verbessern, indem wir unseren Speiseplan umstellen. Indem wir ändern, wie wir essen, und eventuell auch, was wir essen.

Versuche, harmlose Darmkeime durch Joghurt, andere probiotische Nahrungsmittel oder Medikamente in unserem Darm anzusiedeln, gibt es schon sehr lange. »Probiotisch« meint lebendige Mikroorganismen – wie die Milchsäurebakterien im Joghurt oder Mikroben in Hefe, Sauerkraut und anderem.

Meist sind sie wirkungslos, da die Keime durch einen intakten Magen nicht durchkommen. Die Säure tötet sie ab. Sie müssten im Magen wenigstens kurzfristig die Säure durch basische Stoffe neutralisieren können. Außerdem brauchen die Bakterien ein spezielles, genau für ihr Wachstum geeignetes Milieu.

Dieser Idee ging auch Max von Pettenkofer, ein bayerischer Hygieniker, im Jahr 1892 nach, als er 1 Kubikzentimeter frischer Kultur reiner Cholera-Bakterien hinunterschluckte, um zu beweisen, dass das Milieu von ausschlaggebender Bedeutung für ein Bakterienwachstum ist. Er trank kurz davor ein Glas Wasser, in dem er Natrium Bicarbonat, ein basisches Pulver, löste, um das saure Milieu im Magen aufzuheben und damit zu gewährleisten, dass die Cholera-Bakterien seinen Darm erreichen. Er erkrankte nicht. Bemerkenswert, wie Menschen Verrücktes tun, wenn sie von etwas überzeugt sind.

In einem gesunden Darm Cholera-Bakterien anzusiedeln, ist ebenso schwer, wie dafür zu sorgen, dass sich in einem kranken Darm harmlose Bakterien wohlfühlen und vermehren.

Wenn wir einen gesunden Darm haben und massenhaft harmlose Darmkeime mit uns herumtragen, siedeln sich schädliche Keime nur schwer an, weil sie das gesunde Milieu nicht lieben. Eine harmlose Darmflora ist für uns quasi als Immunsystem aktiv. Die Keime haben nicht die geringste Lust, etwas von ihrem Futter abzugeben, geschweige denn ihren gewohnten Platz an böse Eindringlinge abzutreten.

Sobald wir beginnen, durch falsches Essverhalten und maßlose Nahrungsaufnahme Gärungs- und Fäulnisprozesse anzukurbeln, ändert sich das Milieu im Darm, und es wird für die Schädlinge immer leichter, sich zu vermehren.

Sie können über die Art, wie, wann und was Sie essen, bestimmen, welches Bakterienvolk sich breitmachen darf und welches nicht. In einem Fitnessprogramm für Ihren Darm wird versucht, die Darmflora auszudünnen, Gärung und Fäulnis zu reduzieren und dadurch das Milieu zu ändern. Dazu mehr im 3. Kapitel.

Das antibiotische Dilemma

Was und wie wir essen, bestimmt maßgeblich, ob wir eine harmlose Darmflora mit uns herumtragen oder ob uns diese schadet. Natürliche Feinde dieser Flora sind bösartige, krankmachende Keime, die in der Lage sind, alle Abwehrmechanismen zu überlisten. Meist leiden wir dann unter Durchfallerkrankungen. Wenn die Keime es schaffen, bis in unseren Organismus vorzudringen, kann es zu schweren, lebensbedrohlichen Erkrankungen kommen.

Aber das ist noch nicht alles. Eine Gruppe von Medikamenten macht unseren Därmen zu schaffen: die Antibiotika. Sie sind ein Segen für die Menschheit, aber oftmals ein Horrortrip für unsere Darmbewohner.

Bevor sich Alexander Fleming (1881–1955), ein schottischer Bakteriologe, im Sommer des Jahres 1928 in die Ferien aufmachte, beimpfte er eine Agarplatte mit Bakterien. Agarplatten sind kreisrunde Glasschalen, auf denen ein für Bakterien geeignetes Nährmedium aufgebracht ist. Bei seiner Rückkehr stellte er fest, dass außer den Bakterien ein Schimmelpilz auf den Platten gewachsen war, in dessen Nachbarschaft sich die Bakterien nicht vermehrt hatten. Der Pilz hatte die lateinische Bezeichnung Penicillium notatum, was Fleming dazu veranlasste, den von ihm produzierten bakterientötenden Stoff Penicillin zu nennen. Er stellte fest, dass bestimmte Bakterien von diesem Gift getötet wurden, dass es aber für menschliche oder tierische Zellen ungiftig war. Die Idee, Krankheiten damit zu bekämpfen, kam ihm nicht.

Nahezu 10 Jahre vergingen, bis der in England tätige Australier Howard Florey und der Deutsche Ernst Boris Chain auf der Suche nach antibiotisch wirksamen Substanzen auf Flemmings Entdeckung stießen. 1941 wurde Penicillin erstmals zur Behandlung von bislang tödlichen Infektionen an Menschen getestet. Die zur Verfügung stehenden Mengen waren so gering, dass der Urin behandelter Patienten gesammelt und das darin enthaltene Penicillin zurückgewonnen wurde.

Trotz dieses Vorgehens waren die Mengen für eine erfolgreiche Behandlung oft nicht ausreichend. Der Zustand der Patienten verschlechterte sich nach einem kurz anhaltenden Fieberrückgang – sie fielen der Infektion zum Opfer. Kurze Zeit später wurde mit der industriellen Produktion begonnen. Seit dem Ende des Zweiten Weltkriegs, in dem, durch Kriegsverletzungen bedingt, große Mengen benötigt wurden, standen in Europa ausreichende Mengen zur Verfügung.

In den vergangenen Jahrzehnten wurden weitere Antibiotika gegen Keime entwickelt, bei denen Penicillin wirkungslos war, und damit wurden viele Menschenleben gerettet. Fast alle durch Bakterien hervorgerufenen Erkrankungen konnten erfolgreich behandelt werden.

Kindbettfieber und Herzklappenentzündungen, um nur zwei zu nennen, waren vor der Antibiotika-Ära zumeist tödlich. Ein entzündeter, eingewachsener Zehennagel konnte leicht zum Verlust des ganzen Beins führen. Der Erfolg technisch gut durchgeführter Operationen war davon abhängig, ob es dank der Antibiotika zu keiner Wundinfektion kam.

Wie bei jeder Medaille gibt es auch hier eine Kehrseite:

Durch die Erfolgsgeschichte bedingt, kamen Antibiotika nicht mehr ausschließlich bei komplizierten und lebensbedrohlichen Erkrankungen zum Einsatz. Einfache grippale Infekte, die meist durch Viren verursacht werden (Antibiotika sind hier völlig wirkungslos!), wurden ebenso damit behandelt wie unkomplizierte Bronchialinfekte, Mittelohrentzündungen, Blaseninfektionen und vieles mehr.

Zudem wurden Antibiotika in großen Mengen in der Tiermast eingesetzt und über den Konsum von Fleisch von uns aufgenommen. Auf diese Weise lernten die Bakterien mit den für sie neuen Giften umzugehen. Viele wurden resistent gegen die zuvor tödlichen Wirkstoffe. Darin sind sie echte Meister.

Bakterien besiedeln unsere Erde schon seit ungefähr 3 Milliarden Jahren und haben gelernt, mit widrigen Umständen umzugehen. Sie sind echte Überlebenskünstler. Wenn sie nicht schon von Anfang an resistent gegen die Wirkung mancher Antibiotika sind, werden sie es durch zufällige Mutationen. Dabei handelt es sich um Veränderungen im Erbgut, die sie befähigen, Gifte abzuwehren.

Stellen Sie sich folgendes Szenario vor: Wir bringen auf eine Wachstumsplatte, die nicht einmal die Größe einer Hand hat und die von 10 Milliarden Bakterien besiedelt ist, mehr als Menschen auf der Erde leben, ein wirksames Antibiotikum auf. Alle werden getötet, nur eines ist gegen das Antibiotikum resistent.

Einen Tag später ist die Platte von 10 Millionen Nachkommen dieser einen Bakterien besiedelt. Einen weiteren Tag später sind es so viele wie zuvor. Bei uns Menschen würde das etwa 400 000 Jahre dauern. Der Stärkere setzt sich durch. Das ist bei uns nicht anders als bei den Bakterien. Allerdings haben diese eine ganz andere Zeitrechnung, eine vielfach schnellere!

Gegen immer mehr bakterielle Infektionen stehen uns in den letzten Jahren keine Antibiotika mehr zur Verfügung, weil sie wirkungslos geworden sind. In nur 70 Jahren haben viele Bakterien gelernt, mit den Giften umzugehen. Die stärksten haben überlebt und ihre Eigenschaften an ihre Nachkommen weitergegeben.

Ein großer Teil unserer Darmkeime hat sich an die Antibiotika gewöhnt. Die Darmflora kleiner Kinder ist heute bereits gegen die meisten Antibiotika resistent. Wären diese Keime nicht in der Lage, diese Eigenschaften auch an krankmachende Keime weiterzugeben, könnte man meinen, alles wäre bestens.

Die Darmflora des Menschen hat sich in den letzten 70 Jahren stark verändert. Keime, mit denen wir über sehr lange Zeit friedlich zusammengelebt haben, wurden durch andere, antibiotikaresistente Artgenossen ersetzt. Diese Veränderungen werden für viele allergische Erkrankungen verantwortlich gemacht.

Durchfallerkrankungen nach Antibiotikaeinnahmen können durch die gestörte Darmflora bedingt sein oder durch die direkte Wirkung einiger Antibiotika auf die Darmwand: Sie wird entzündlich verändert.

Wenn wir es mit einer lebensbedrohlichen, komplizierten Erkrankung zu tun haben, sind wir alle gerne bereit, diese Nebenwirkungen in Kauf zu nehmen. Handelt es sich allerdings um einen grippalen Infekt oder eine unkomplizierte bakterielle Entzündung, sollte der Einsatz von Antibiotika reiflich überlegt sein!

Die Giftküche im Darm – betroffen vom Kopf bis zu den Füßen

»Alle Dinge sind Gift, und nichts ist ohne Gift; allein die Dosis macht's, dass ein Ding kein Gift sei«, schrieb der Schweizer Arzt Philippus Aureolus Theophrastus Bombast von Hohenheim im Jahr 1538, der als Paracelsus in die Medizingeschichte einging.

Die Aufnahme von Gift, da war er sich sicher, gehört zu den fünf Hauptursachen für die Entstehung von Erkrankungen.

Gifte im Darm entstehen vor allem beim mikrobiellen Abbau von schlecht verdauter Nahrung. Bei Gärungs- oder Fäulnisprozessen entstehen Propionsäure, Essigsäure, Buttersäure, Ethanol und Amine. Auch unangenehm riechende, giftige Gase wie Ammoniak und Schwefelwasserstoff. So heißen nun mal all die hässlichen Stoffe bei den Chemikern. Weiter im Text der chemischen Hexenküche, denn es kommt noch schlimmer!

Dem mikrobiellen Abbau fallen nicht nur unbrauchbare Verdauungsreste zum Opfer. Wenn von einem müden Darm nicht aufgenommenes Tryptophan im Darm verfault, entsteht ein Fäulnisgift mit der Bezeichnung Indol. Indol und Skatol, ein weiteres Fäulnisgift, geben unserem Stuhl den oft typischen Fäkaliengestank.

Indol wird nach Aufnahme durch den Darm der Leber zugeführt und dort in Indikan verwandelt, welches wir dann im Blut oder im Urin nachweisen können. Vor vielen Jahren wurde der Indikanwert bei Verdacht auf einen Darmverschluss bestimmt. Bei einem Darmverschluss kommt es sehr bald zu massiven Fäulnisprozessen, die mit einem hohen Indikanwert nachgewiesen werden können.

Der rasante Anstieg von Indikan in Blut und Urin ist bei einem Darmverschluss darauf zurückzuführen, dass Fäulnis durch Rückstau im Dünndarm stattfindet. Der Dünndarm ist auf Aufnahme getrimmt. Er nimmt täglich 20-mal mehr Flüssigkeit, aber eben leider auch Fäulnisgifte auf, wenn sie in ihm entstehen. Aber auch ohne Darmverschluss ist der Indikanwert bei uns mehr oder weniger hoch. Er gibt uns Auskunft darüber, wie viel Tryptophan schon im Darm verfault ist und uns nicht mehr für die Produktion von Glück bringendem Serotonin zur Verfügung steht.

Nun wissen Sie, wie Gifte in unserem Darm entstehen. Aber welche Auswirkung hat das auf unsere Verdauung und unsere Gesundheit?

Weder unser Darm noch unser Körper stehen dem Giftangriff zum Glück völlig schutzlos gegenüber. Die Abwehr beginnt im Darm. Bei einer gesunden Verdauung werden Gifte nur in sehr geringen Mengen im Dickdarm produziert. Die Darmschleimhaut ist die erste Barriere, die eine giftige Substanz zu überwinden hat. Wenn Menschen mit einer schlechten Verdauung und einem stinkenden Kot noch nicht unter Folgeerkrankungen leiden, so liegt das an einer intakten Abwehr gegen diese Gifte im Dickdarm.

Ganz anders verhält es sich, wenn die Klappe zwischen Dick- und Dünndarm ganz oder teilweise ihre Funktion verloren hat und sich giftproduzierende bakterielle Prozesse in den Dünndarm verlagern. Hier geht es, wie Sie bereits wissen, vorwiegend um die Aufnahme von Stoffen und nicht um die Abwehr von bakteriellen Giften, die an dieser Stelle gar nicht auftreten dürften.

Wie wehrt sich der Darm dagegen? Man kann sich das so vorstellen: Das Gift reizt die Darmschleimhaut, und diese reagiert übermäßig. Je mehr Gift, desto heftiger die Reaktion. Die Schleimhaut produziert sehr viel Sekret, um das Gift wegzuspülen und um die giftproduzierenden Bakterien anzugreifen.

Gleichzeitig setzen mehr oder weniger heftige Darmbewegungen ein, um das üble Zeug schnell weiterzutransportieren. Darmgeräusche setzen ein, es gurgelt und plätschert. Wenn der Reiz sehr stark ist, bekommen wir Durchfall. Das Gift schnellstmöglich aus dem Darm zu entfernen, ist das Ziel. Der Bauch tut weh.

Wir kennen das aus der frühen Kindheit. Wir mussten damals mit einer Wärmflasche auf dem Bauch im Bett bleiben, und mit Zwieback und Kamillentee wurde unser Darm wieder zur Ruhe gebracht. Die Erinnerung an das Unwohlsein macht Kamillentee bis heute nicht zu unserem Lieblingstee, auch wenn er damals Linderung brachte.

Leider sagte uns damals niemand, dass wir sowohl einen gereizten Darm wie auch den Kamillentee hätten vermeiden können: wäre unser Essverhalten in Ordnung gewesen. Niemand klärte uns auf, und so kam es noch ein paar Mal zu solchen Episoden, wodurch unser Darm einfach müde wurde.

Wie kommt es zur Ermüdung des Darms? Ganz einfach: Er wehrt sich nicht mehr, der betroffene Darmabschnitt geht in ein Stadium der Unterfunktion. Es wird nicht mehr ausreichend Sekret gebildet. Der Bauch tut nicht mehr weh. Die müde Darmschleimhaut nimmt die Nahrung nicht mehr vollständig auf, was die erneute Entstehung von Giften ankurbelt, weil die nicht verdaute Nahrung bakteriell zersetzt wird. Auch die abwehrenden Darmbewegungen werden weniger. Die kranke Schleimhaut, die einen Teil ihrer Barrierefunktion eingebüßt hat, nimmt mehr und mehr der Gifte auf und leitet sie auf dem Blutweg der Leber zu.

Sie ist eine wichtige Station, denn sie ist unser Klärwerk. Die Leber hat viel zu tun, und wir hoffen, dass sie diesen Anforderungen gewachsen ist. Leider verhält es sich nicht immer so. Kein Straßenfeger ist sehr glücklich darüber, sich jeden Morgen erneut durch eine riesige Müllschicht kämpfen zu müssen. Der Straßenfeger hat genau wie die Leber eine Belastungsgrenze und wird müde, seine Leistungsfähigkeit lässt nach. So lässt auch die Leistungsfähigkeit der Leber nach. Immer mehr Gifte schaffen es, durchs Klärwerk zu kommen und unseren Organismus zu belasten.

Von der Laus und der Leber und dem Alkohol

Ist Ihnen schon einmal eine schlechte Flasche Wein über die Leber gelaufen? Schon mal gut zu wissen, woran es liegt, wenn man sich so beschissen fühlt.

Die Leber ist nicht nur für die Entgiftung des Alkohols ein zentrales Organ. Alle Gifte, die wir über die Nahrung aufnehmen oder die wir in unserem Darm produzieren, werden, wenn sie den Abwehrmechanismen der Darmschleimhaut widerstehen konnten, auf dem Blutweg der Leber zugeführt.

Die Leber versucht, die Gifte für uns unschädlich zu machen. Oft sind dafür mehrere Schritte nötig. Häufig sind die Endprodukte der Entgiftung giftiger als das ursprüngliche Gift. Die pharmazeutische Industrie nutzt diese Tatsache bei manchen Medikamenten, die erst durch die Umwandlung in der Leber aktiviert werden.

Beim Alkohol ist das noch vergleichsweise einfach. Zunächst wird er durch ein Enzym, die Alkoholdehydrogenase, in Acetaldehyd umgewandelt, ein noch stärkeres Zellgift als der Alkohol selbst. Durch ein weiteres Enzym, die Acetaldehyddehydrogenase, erfolgt der Abbau zu Essigsäure, und diese wird im letzten Schritt im sogenannten Zitronensäurezyklus zu Wasser und Kohlendioxid abgebaut, die dann ausgeschieden werden.

Wenn diese Umwandlung hundertprozentig funktionieren würde, hätten wir nach einer durchzechten Nacht keinen Kater – denn den bekommen wir vom Acetaldehyd. Wir würden bei reichlichem Alkoholkonsum auch keine Fettleber bekommen. Acetaldehyd stört den Fettsäureabbau in der Leber und fördert die Entstehung von Fettsäuren. Auch die Leberzirrhose, bei der die zerstörten Leberzellen durch Bindegewebe ersetzt werden, würde es in diesem Zusammenhang nicht geben. Wenn das alles perfekt funktionieren würde, hätten wir allerdings nach einem guten Glas Wein oder Bier auch keinen Alkohol im Blut. Der Alkohol würde nie unser Gehirn erreichen, und niemand wäre je beschwipst. Genauer betrachtet, würde wahrschcinlich niemand Alkohol trinken.

Tatsächlich ist es anders. Etwa 10 Prozent des aufgenommenen Alkohols schaffen es, den sofortigen Umwandlungsprozess zu umgehen. Die Schwächen ausnützen, nennt man das. Auch Fuselalkohole und andere Gifte, die bei Gärungs- und Fäulnisprozessen in unserem Darm entstehen, werden auf diese Weise zum großen Teil entsorgt. Kleine Mengen werden problemlos neutralisiert, große Mengen aber werden zu einem Problem. Zudem sind die Möglichkeiten, in der Leber Alkohol oder andere Gifte abzubauen, nicht bei jedem Menschen gleich.

Bei vielen Asiaten wird das Enzym Alkoholhydrogenase, genetisch bedingt, nur in kleineren Mengen produziert. Es genügt folglich, dass eines der für den Abbau notwendigen Enzyme nicht in ausreichenden Mengen zur Verfügung steht, und schon macht das Glas Wein keinen Spaß mehr.

Zurück zur Leber: Im Mittelalter vermutete man in der Leber den Sitz der Gefühle und Temperamente. Schon damals kroch den Menschen etwas über die Leber.

Was aber, wenn uns ohne eine Flasche Wein eine Laus über die Leber gelaufen ist? Dann wissen wir nicht so recht, woran das liegt. Einfach nur schlecht drauf? Ein vom Darm ausgehender Giftanschlag auf die Leber könnte eine Ursache sein.

In einem kranken Darm können Gifte in solchem Ausmaß entstehen, dass die Leberzellen zugrunde gehen und eine Leberzirrhose entsteht, ohne dass wir auch nur einen Schluck Alkohol getrunken haben.

Vielleicht ist die Leber müde! Was sind die typischen Anzeichen einer müden Leber? Müdigkeit, Gedächtnis- und Konzentrationsstörungen und eine verminderte Leistungsfähigkeit. Ganz unabhängig vom Alkoholkonsum: An wie vielen Tagen im Jahr fühlen Sie sich so ähnlich?

Die Leber ist das regenerationsfreudigste Organ, das wir haben. Stirbt ein Teil ab oder wird sonst irgendwie beschädigt, so wird das Gewebe wieder neu gebildet. Gute Voraussetzungen. Aber auch dieses Organ kann durch übermäßige Belastung ermüden und erkranken.

Es ist noch sehr viel Forschung nötig, um zu zeigen, welche Darmgifte bei wem auf welche Art und Weise und wie vollständig abgebaut werden. Und wer durch welche genetischen Mutationen weniger in der Lage ist, das eine oder andere Gift besser oder schlechter unschädlich zu machen.

Wie aber wirken sich diese bakteriellen Gifte auf unseren Organismus aus, wenn sie dem Entgiftungsprogramm der Leber entkommen? Sind sie bei vielen Erkrankungen die alleinige Ursache? Diese Frage beschäftigt die Menschheit nicht erst seit gestern.

Verschlackt oder vergiftet?

Jedes Jahr, pünktlich zur Fastenzeit, entschließt sich die Redaktion mindestens einer großen Zeitschrift, wieder etwas Neues für diejenigen zu schreiben, die sich entschlossen haben, etwas für ihre Gesundheit zu tun. Nach dem Motto: Entschlackung gibt es nicht, weil es die Verschlackung beim Menschen nicht gibt. Und deshalb ist Entschlackung Quatsch! Da fühlt sich die Mehrheit der Leser bestätigt, die sich nicht vorgenommen hat, etwas für ihre Gesundheit zu tun.

Und recht hat die Zeitschrift! Die Verschlackung gibt es beim Menschen tatsächlich nicht. Mir machen solche Wortspiele Spaß. Aber passen sie und haben sie irgendeinen Sinn? Besser ist es, Begriffen eine einigermaßen präzise Definition zu geben. Das verhindert, dass wir alle aneinander vorbeireden.

Was sind denn eigentlich Schlacken? In Wikipedia kann man folgende Erklärung finden: »Als Schlacke wird in der Feuerungstechnik die Asche bezeichnet, wenn sie über ihren Erweiterungspunkt erhitzt wurde, sodass sie nicht mehr in feinkörnigem oder pulvrigem Zustand vorliegt, sondern teigig oder gar (zäh-)flüssig wird.«

Mit gutem Willen könnte man unseren Kot als Schlacke bezeichnen. Bei dem Gedanken aber, dass da etwas in uns über seinen Erweiterungspunkt erhitzt wird, passt das schon nicht mehr so richtig. Der teigige oder zähflüssige Endzustand könnte zwar manch ein Toilettenerlebnis beschreiben. Der Stuhlgang kann jedoch nicht damit gemeint sein.

Entgiftung wäre der passende Begriff! Denn natürlich gibt es Gifte in unserem Organismus, die zum großen Teil täglich durch unsere Entgiftungsorgane ausgeschieden werden. Über die Niere, die Haut, die Leber und auch den Darm.

Diese Gifte werden entweder durch die Nahrung aufgenommen, entstehen durch normale Stoffwechselprozesse oder werden in unserem kranken Darm produziert, von diesem teilweise aufgenommen und leider nicht immer gleich ausgeschieden.

Wenn es auch keine Verschlackung gibt, gibt es doch die Entstehung von Giften in unserem Darm. Sie sind zum Teil Ergebnis der Umwandlung von für uns lebensnotwendigen Stoffen, die uns dann nicht mehr zur Verfügung stehen. Je krankhafter unser Darm, desto größere Mengen dieser giftigen Substanzen werden produziert und aufgenommen. Es gibt nachgewiesene Wirkungen dieser Gifte auf den Darm, auf die Leber, die Gefäße, die Haut, die Psyche. Auf jede einzelne Zelle. Natürlich sind es nicht immer diese Gifte allein, die uns krank und müde werden lassen.

Krankheiten haben viele Ursachen

Die Folgen eines kranken Darms haben Geschichte. Es gab Zeiten, als man in China noch glaubte, die Milz würde durch Töne in Bewegung gesetzt, kitzele dann den Magen und würde auf diese Art die Verdauung vorantreiben. Heute wissen wir, dass die Milz die Aufgaben hat, Blutzellen zu produzieren, zu speichern und auszusortieren. Sie liegt zwar nahe dem Magen, aber kitzelt diesen sicherlich nicht.

Damals wusste man noch nicht, dass eine Bauchspeicheldrüse existiert. Auch dachte man, in der rechten Niere werden die Spermien produziert. Den chinesischen Ärzten war jedoch die Funktion von Magen, Dünndarm und Dickdarm bestens bekannt. Man konnte nicht nur durch die täglichen Entleerungen auf den Gesundheitszustand schließen, man konnte auch durch präzise Diätvorschriften die Entleerungen und somit die Darmgesundheit beeinflussen. Bei jeder Akupunkturbehandlung, egal welche Erkrankung damit behandelt wurde, waren exakte Anweisungen, wie und was man essen solle, fester Bestandteil der chinesischen Medizin.

Auch weiter westlich war man davon überzeugt, dass ein kranker Darm für den Organismus weitreichende Folgen hat. Hippokrates, der Begründer der Medizin als Wissenschaft und bedeutendste Arzt der Antike, lebte vor ungefähr 2400 Jahren und war sich sicher, dass der Tod im Darm sitzt und der Darm der Vater aller Trübsal ist.

Heute lässt die Anzahl der jährlich behandelten gut- und bösartigen Darmtumoren, Divertikeln, Entzündungen und Reizdärmen schon vermuten, dass es unseren Därmen schlecht geht. Und wenn es dem Organ, das uns ernährt, nicht gut geht, kann man sich vorstellen, dass dies Folgen für den gesamten Organismus hat.

Der Darm des Menschen wird häufig mit den Wurzeln einer Pflanze verglichen. So weit hergeholt ist das gar nicht. Beide sind für die Nahrungsaufnahme verantwortlich. Bei einem schwer herzkranken Patienten leidet der gesamte Organismus am schwer erkrankten Organ. Genauso verhält es sich bei Erkrankungen der Niere und des Gehirns. All das sind zentrale Organe, deren Gesundheit bei vielen Erkrankungen und auch bei deren Heilung eine wichtige Rolle spielt.

Das Besondere beim Darm ist, dass er ursächlich an der Erkrankung anderer Organe beteiligt ist und wir relativ einfachen Zugriff auf dessen Gesundheitszustand haben.

Die meisten Erkrankungen des Menschen sind multifaktoriell, das heißt, dass viele Faktoren zusammenkommen müssen, bevor wir krank werden. Stellen Sie sich die Krankheit als einen ganzen Kuchen vor. Jedes Kuchenstück ist einer dieser Faktoren.

Bei den meisten Erkrankungen setzt sich der Kuchen aus

vielen Stücken zusammen, und die sind verschieden groß. Auf einen Faktor haben wir keinerlei Einfluss: die Genetik. Was uns unsere Eltern weitergegeben haben, bewirkt häufig zunächst einmal nur eine Schwäche, eine Disposition, also Anfälligkeit – und noch keine Erkrankung. An dieser Voraussetzung können wir nichts ändern.

Andere Faktoren sind zum Beispiel Infektionen oder der Gesundheitszustand eines zentralen Organs wie Herz oder Niere. Nicht zu vergessen sind natürlich unser Gehirn und unsere Psyche, die bei nahezu allen Erkrankungen eine wichtige Rolle spielen. Das sind alles mögliche Faktoren, die, wenn sie sich häufen, uns mehr und mehr belasten.

Ist der (Krankheits-)Kuchen fertig, sind alle Stücke beisammen, werden wir krank. Nehmen wir eines dieser Stücke aus dem Kuchen, reicht das häufig aus, um uns wieder gesund zu fühlen. Und jetzt kommt, was Sie schon ahnen: Beim Kuchenstück »Darm und Ernährung« ist es nicht sehr schwer, Einfluss zu nehmen.

Bei welchen Erkrankungen spielen die Gifte aus dem Darm eine Rolle? Und wie lässt sich das erklären?

Die Liste an Erkrankungen, bei denen eine Darmregeneration und damit verbunden eine Änderung der Darmflora die Erkrankung zum Stillstand gebracht hat oder wesentlich gelindert hat, ist lang.

Am Beispiel der Arteriosklerose, der bekannten und verbreiteten Arterienverkalkung, die unter anderem zu Herzinfarkt oder Schlaganfall führt, lassen sich die Auswirkungen sehr gut nachverfolgen und eröffnen Einblicke in das Ausmaß der Schädigungen.

Über die Blutgefäße der Arterien pumpt unser Herz täglich 7000 Liter Blut in unseren Organismus und versorgt unsere

Organe bis hin zu jeder einzelnen Zelle mit Sauerstoff, Nähr- und Vitalstoffen. Die Wände der Arterien haben einen dreischichtigen Aufbau. Die mittlere Schicht besteht aus Muskelfasern, sie reguliert durch Verengen oder Erweitern unseren Blutdruck. Arterien sind ausgesprochen elastisch, was bei den großen, direkt vom Herz wegführenden Gefäßen sehr wichtig ist, um die beim Pumpen des Herzens entstehenden Druckspitzen auszugleichen.

Weiter vom Herzen entfernt, nutzen sie die in der mittleren Schicht vorhandene Muskulatur, um, wenn nötig, einen erhöhten Druck aufzubauen und so zum Beispiel die Sauerstoffversorgung zu verbessern. In dieser muskulären Schicht kommt es beim Raucher durch das Nikotin zu entzündlichen und degenerativen Veränderungen und damit zu Arteriosklerose und Bluthochdruck.

Schon vor über 100 Jahren konnte nachgewiesen werden, dass Indol und Phenol, die uns als Fäulnisgifte aus dem Darm bekannten Substanzen, an den Arterien den gleichen Schaden anrichten können wie das Nikotin! Diese Gifte werden, wie schon geschildert, wenn sie in geringen Mengen aufgenommen werden, in der Leber ab- oder umgebaut. Wenn aber bei Aufnahme durch einen erkrankten Darm größere Mengen in unseren Blutkreislauf kommen und unsere Entgiftungsmöglichkeiten erschöpft sind, führen die Gifte im Gewebe und eben auch in der Gefäßwand zu einer Reaktion, zu einer zwar leichten, schleichenden, aber folgenschweren Entzündung.

Ist die Entzündung ausgeprägt, versucht unser Organismus, diese Stellen mit Cholesterin abzudichten und zu schützen. Auf diese Weise entstehen Ablagerungen an den Gefäßwänden. Das ähnelt dem Schorf, der sich auf einer Wunde bildet und sich erst ablöst, wenn darunter alles wieder in Ordnung ist.

Da der Reiz durch die Gifte in der Gefäßwand meist nicht aufhört, wird die Schutzschicht immer dicker, im schlimmsten Fall kommt es zum Gefäßverschluss. Bei einer Arterie am Herzen bedeutet das: Herzinfarkt. In allen Industrienationen sind Herz-Kreislauf-Erkrankungen mit Abstand die häufigste Todesursache. Sie haben sicher schon oft gelesen, dass das mit der Ernährung zu tun hat. Nun wissen Sie, warum!

Die Giftstoffe im Darm, die eine Ursache für »Silent Inflammation« (der medizinische Ausdruck für die beschriebenen chronischen Entzündungen) in unserem Organismus sind, machen uns oft müde und mindern unsere Konzentrationsfähigkeit. Viele rheumatische Erkrankungen werden genauso damit in Verbindung gebracht – wie Schilddrüsenerkrankungen, Depressionen und einige bösartige Erkrankungen.

Die Haut ist eines der wenigen Organe, an dem wir diese Veränderungen selbst beobachten können. Entzündungen, Ekzeme oder einfach eine ungesunde Gesichtsfarbe geben uns sichtbare Hinweise auf eine mögliche Giftbelastung des Darms. Aber auch unsere Gefühlswelt ist davon betroffen.

Ein launisches Organ – wie Emotionen unsere Verdauung beeinflussen und der Darm unsere Emotionen

Viele Jahre führte der Darm in den Medien ein Schattendasein, um dann wie aus dem Nichts zu erwachen und dem Gehirn Konkurrenz zu machen – die Öffentlichkeit entdeckte das »Bauchhirn«.

Dabei schien lange Zeit alles geklärt: Das Gehirn ist der

Boss – dachte man. Organe und Muskeln sind über Nerven mit dem Gehirn verbunden, und das Hirn sagt, wo es langgeht. Aber: So ganz der Boss kann das Gehirn nun doch nicht sein, denn wir können zwar willentlich furzen, weil wir die letzten und die ersten paar Zentimeter des Verdauungstraktes kontrollieren können. Wenn es aber ums Eingemachte dazwischen geht und der Darm keine Lust hat, warum auch immer, seine Arbeit zu tun, sieht es anders aus, dann geht einfach gar nichts.

Die Entdeckung des Bauchhirns

Im Jahr 1862 machte der deutsche Arzt Leopold Auerbach eine erstaunliche Entdeckung. Sein Spezialgebiet waren die krankhaften Veränderungen der Nerven, und aus diesem Grund war er unermüdlich auf der Suche nach Ursachen. Beim Mikroskopieren eines Stücks Darm fand er eingebettet zwischen zwei Muskelschichten ein dichtes Geflecht aus Nerven unterschiedlichen Durchmessers. Der Sinn und Zweck dieser Entdeckung blieb ihm zeitlebens verborgen, dennoch bekam sie seinen Namen: der Auerbachsche Plexus. Mit 100 Millionen Nervenzellen die größte Ansammlung außerhalb des Gehirns!

Dieser Plexus, die netzartige Verknüpfung von Nerven, ist rund um die Uhr damit beschäftigt, die Bewegungen des Verdauungstraktes zu steuern, Informationen der Abwehrzellen über die Nahrung zu sammeln und zu verarbeiten, hormonelle Einflüsse zu berücksichtigen und hier und da über Umwege auch mal Informationen vom eigentlichen Boss entgegenzunehmen. All das völlig selbstständig, wie die englischen Wissenschaftler William Bayliss und Ernest Starling wenige Jahre nach Auerbachs Tod zeigen konnten.

Sie durchtrennten die Nerven eines anästhesierten Hundes, die den Darm mit dem Gehirn verbinden, sodass dieses nur noch über Blutgefäße mit dem Organismus verbunden war – um nachzuweisen, dass das Gehirn für die Darmtätigkeit nicht notwendig ist. Auf Druck führte das Gedärm eine wellenartige Bewegung aus, die einen imaginären Speisebrei weiterbeförderte. Sie spritzten beim selben Versuchstier Salzsäure in den Zwölffingerdarm, um eine Magenentleerung vorzutäuschen, woraufhin die Bauchspeicheldrüse neutralisierende Säfte absonderte. Die Autonomie war bewiesen, ein eigenständiges Handeln ohne den Boss. Die Wissenschaft hatte »das Bauchhirn« entdeckt.

Bauchgefühle – reine Nervensache

Trotz der Eigenständigkeit des »Bauchhirns« arbeiten aber unsere beiden Gehirne enger zusammen, als uns manchmal lieb ist. Bei Prüfungsstress sitzen wir mit Durchfall auf der Toilette, bei einem Ortswechsel geht gar nichts mehr. Sind wir verstopft, haben wir schlechte Laune, bei schlechter Laune sind wir häufig verstopft, Angst macht uns Bauchschmerzen. Dahinter stecken die Nerven: genauer, der Einfluss des vegetativen Nervensystems.

Denn wenn der Verdauungstrakt zu jeder Tages- oder Nachtzeit, in Ruhe oder bei Anspannung völlig selbstständig seiner Arbeit nachgehen würde, wäre das auf der einen Seite gut, auf der anderen Seite unökonomisch, was die verfügbare Energie für den übrigen Organismus betrifft. Wohl aus diesem Grund mischt sich das vegetative Nervensystem – die Steuerung aus dem Gehirn, die wir nicht beeinflussen können – ein.

Dafür muss man ein wenig mehr über das Nervensystem wissen. Das selbstständige – enterische – Nervensystem des Verdauungstrakts ist nur ein Teil dieses aus drei Teilen bestehenden vegetativen oder auch autonom genannten Nervensystems. Es reguliert unbewusst unsere Vitalfunktionen, also den Blutdruck, den Herzschlag, die Atmung, den Stoffwechsel, sexuelle Aktivitäten und eben die Verdauung.

Die anderen beiden Teile werden als das sympathische und das parasympathische Nervensystem bezeichnet. Im Gegensatz dazu steht das somatische Nervensystem, das unsere bewussten Reaktionen steuert.

Das sympathische Nervensystem, auch als Sympathikus bezeichnet, regulierte früher unsere Vitalfunktionen, als wir auf Büffeljagd gingen. Heute steuert es uns, wenn wir Stress haben, zur Arbeit gehen oder mit dem Nachbarn streiten. Es bereitet uns auf bevorstehende übermäßige Leistung vor. Dieser Vorgang wirkt sich auch auf den Darm aus. Er wird durch die Reize des Sympathikus gehemmt, weil die Energie in diesen Stresssituationen anderweitig gebraucht wird. Nimmt der Stress überhand, reagiert der Darm mit Schmerzen, Übelkeit, oder wir leiden unter Aufstoßen, weil er seinen Aufgaben nicht mehr gerecht werden kann. Der Magen entleert sich nicht, die Peristaltik im Dünndarm wird gedrosselt, einzig der Dickdarm kann bei manch einem aktiver werden. Andauernder Stress verhindert auf diese Weise die regelrechte Verdauung unserer Nahrung. Das kann sich in Durchfall oder Verstopfung äußern und kurbelt die Giftproduktion im Darm an. Die Darmwand wird durchlässiger. Der Giftangriff und die dadurch ausgelösten Abwehrmechanismen könnten manch eine depressive Verstimmung erklären.

Der Parasympathikus hingegen steuert alle Funktionen in Ruhe und in Richtung Regeneration. Auch wenn der Verdauungstrakt sein eigenes Nervensystem hat, wird er vom Parasympathikus zur vermehrten Sekretion von Verdauungssäften, einer besseren Peristaltik und Erleichterung des Stuhlgangs angeregt. Letzteres wäre während der Büffeljagd sehr unpraktisch gewesen und hätte gewiss dazu geführt, dass wir nie einen Büffel erlegt hätten.

Zurück zum »Bauchhirn«: Der Darm reguliert und steuert den größten Teil seiner Arbeit durch sein eigenes System, während seine beiden Brüder, der Sympathikus und der Parasympathikus, vom Gehirn aus eingreifen, wenn die Energie gerade woanders benötigt wird.

All das läuft meistens unbewusst ab. Sie können sich sicher vorstellen, dass unser Bewusstsein mit all den vom Darm ausgehenden Informationen völlig überlastet wäre, deshalb kommen Informationen darüber erst in unserem Bewusstsein an, wenn etwas nicht in Ordnung ist, wenn die Nerven unserem somatischen Nervensystem etwa Schmerzen melden.

So verhält es sich auch bei vielen Menschen, die unter einem Reizdarm leiden. Die Reizschwelle – die Schwelle, die bestimmt, wann Informationen bewusst werden – ist bei den Betroffenen herabgesetzt. In einer Untersuchung wurde bei Reizdarmpatienten ein Ballon im Darm aufgeblasen, bis sie Schmerz empfanden. Zur selben Zeit wurden die Gehirnaktivitäten gemessen und nachgewiesen, dass im Gegensatz zu gesunden Menschen diese Informationen vermehrt in einem Abschnitt im Gehirn ankamen, den wir als limbisches System bezeichnen. In diesem Abschnitt verarbeiten wir die Gefühle. Bei Patienten mit Angstzuständen wurden ähnlich hohe Aktivitäten in dieser Region beobachtet.

Klar ist nach dem oben Gesagten, dass das Spektrum der Reize zwischen Stress und Ruhe über das vegetative Nervensystem auf die Verdauung wirkt. Und wir wissen aus unserer ganz persönlichen Erfahrung auch, dass nicht nur Stress, sondern auch andere starke Gefühle auf den Magen schlagen können – Liebe, Trauer, Angst oder Wut. Umgekehrt spüren wir auch, wenn uns »etwas im Magen liegt« – wir erhalten Resonanz über den Zustand der Verdauung, fühlen uns bedrückt oder haben sogar Schmetterlinge im Bauch.

Wir können deshalb davon ausgehen, dass die Emotionen und unser Verdauungstrakt in einer Wechselwirkung stehen und das limbische System mit der Verdauung »kommuniziert«. Denn wir wissen, dass unsere Emotionen im limbischen System in unserem Gehirn verarbeitet werden – genau wie die Informationen, die vom Darm dorthin gesendet werden.

Wir können also ziemlich sicher sein, dass ein gesunder Darm seinen Teil zum emotionalen Gleichgewicht beiträgt und umgekehrt lang anhaltende emotionale Zustände wie Angst oder Stress negative Auswirkungen auf unsere Verdauung haben. Durch Therapien, die Entspannung und emotionalen Ausgleich bringen, sei es Yoga, autogenes Training oder Meditation, können wir unserer Verdauung und damit unserem Befinden etwas Gutes tun.

Hilfe, der Bauch wird immer größer – das Herz stöhnt, und die Wirbelsäule weint

Der große Bauch stört. Das fängt damit an, dass das Hemd oder die Bluse zu eng werden und das Sakko nicht mehr passt. Alles spannt, nur der Bauch scheinbar nicht. Man hat sich eben daran gewöhnt. Wäre er von einem auf den anderen Tag gewachsen, würden wir die Spannung natürlich wahrnehmen, aber meist ist es ein jahrelang dauernder Prozess. Der Bauch stört beim Sport und beim Schuhebinden. Er stört am Strand, wenn man auch mal auf dem Bauch liegen möchte, und er ist nun einfach nicht sexy. Die Frage nach einer Schwangerschaft findet die weibliche Bauchträgerin nicht lustig und der männliche schon gar nicht. Im Extremfall stört er dann beim Pinkeln, und weil man nur noch im Spiegel sehen kann, ob man Männlein oder Weiblein ist.

Es gab Zeiten, da wurde das alles gerne in Kauf genommen. Direkt nach dem Zweiten Weltkrieg war der Bauch ein Zeichen dafür, dass sein Besitzer gut durch den Krieg gekommen ist. Noch bis in die 70er-Jahre des letzten Jahrhunderts war er Zeichen von Wohlstand, Reichtum und Leistung, er war ein Statussymbol genau wie das Haus mit Garten und das Auto. Als er dann die Regel wurde und nicht mehr die Ausnahme war, hatte sich auch das Verständnis von Gesundheit gewandelt. Der Bauch wurde zum Zeichen für Maßlosigkeit und Kontrollverlust, das Bauch-weg-Training wurde zum neuen Standard in einer körperbewussten Welt.

Die meisten Menschen setzen einen Bauch mit einer riesigen Fettansammlung gleich. Fett hat jedoch in unserem Körper nicht die Konsistenz, wie wir sie beim Metzger in Form eines Schweinebauches schon gesehen haben. Das Fett, das unsere Bauchhaut überspannt, ist flüssig wie warme Margarine. Man kann es absaugen!

Ab einer Schichtdicke von nur wenigen Zentimetern hängt das Fett und bildet eine Schürze. Einen solchen Bauch kann man nicht stolz vor sich hertragen. Der Bauchnabel ist in diesem Fall schwer einsehbar, durch die Fettschicht bedingt, liegt er am Ende eines langen Ganges. Die meisten Bäuche aber sind eine Mischung aus aufgeblasenen Darmschlingen, Gewebsflüssigkeit (Lymphe) und Fett, wobei das Fett dabei den geringsten Anteil ausmacht.

Der Bauch stört jedoch nicht nur unser soziales Leben. Es

kommt noch schlimmer: Er stört seine Nachbarn im Körper, und damit leidet unsere Gesundheit. Er lässt die Lunge ächzen, das Herz stöhnen, setzt die Blase und die Gebärmutter unter Druck, und die Wirbelsäule weint unter seiner Last.

Zum einen geht es um Platzmangel, zum anderen um statische Probleme. Bauch- und Brustraum sind unten vom Schambein und oben von den beiden Schlüsselbeinen begrenzt. Der Brustkorb ist durch die Rippen knöchern gepanzert, Ausweichmöglichkeiten gibt es dort keine. Getrennt sind die beiden Räumlichkeiten vom Atemmuskel, dem Zwerchfell. Auch wenn die Leber rechts und der Magen links noch unter dem Rippenbogen liegen, rechnen wir sie dem Bauchraum zu. Im Brustraum finden wir das Herz und die Lungen. Wird im oberen Bauchraum durch einen vergrößerten Magen, eine mehr oder weniger vergrößerte Leber und vom Gas aufgeblasene Darmschlingen mehr Platz benötigt, wird es im Brustraum eng.

Die ächzende Lunge

Jeden Tag atmen wir ungefähr 18 000-mal ein und genauso oft aus. Das Lungenvolumen beträgt, wenn wir ganz ausatmen und daraufhin tief einatmen, 3 bis 6 Liter. Leistungssportler können bis zu 8 Liter erreichen. Bei einem normalen Atemzug nehmen wir etwa einen halben Liter Luft auf und stellen damit dem Blut den notwendigen Sauerstoff zur Verfügung, der über die Blutbahnen jede einzelne Zelle erreicht. Das in den Geweben anfallende Kohlendioxid wird zu den Lungen transportiert und verlässt bei der Ausatmung unseren Organismus.

Die Einatmung wird zum größten Teil durch das Zwerchfell ermöglicht, das trapezförmig den unteren Lungenpolen anliegt. Wenn es sich zusammenzieht, werden die Lungen nach unten gezogen, und durch den dadurch entstehenden Unterdruck strömt die Luft in unsere Lungen ein. Zwischen den Rippen befinden sich kleine Muskeln, die dabei ein bisschen mithelfen.

Für die Ausatmung benötigen wir keine Muskelkraft. Dabei entspannt sich das Zwerchfell, und die Lungen ziehen sich durch den sogenannten elastischen Lungenzug wieder zusammen. Am besten kann man sich die Lungen als Gummiband vorstellen, das wir kräftig nach unten ziehen können und das in seinen ursprünglichen Zustand zurückkehrt, sobald wir unten loslassen.

Sie können sich denken, was mit der Atmung passiert, wenn im Oberbauch zu viel Platz benötigt wird: Die Einatmung wird behindert! Das Zwerchfell will nach unten, und die Oberbauchorgane drücken nach oben. Folge ist eine flache Atmung, was zu verminderter Belüftung und Sauerstoffaufnahme in den Lungen führt. Bei einer Röntgenaufnahme des Brustraums schreibt der Arzt »Zwerchfellhochstand« in seinen Bericht. Häufig führt dieser Hochstand zur Kurzatmigkeit.

Nachts, also in horizontaler Lage, sind die schlechten Druckverhältnisse durch die fehlende Schwerkraft, die den Oberbauch im Stehen etwas reduziert, besonders ausgeprägt. Sie verhindern die für die Regeneration notwendige tiefe Atmung – und sind oft die Ursache für ohrenbetäubendes Schnarchen. Kein Wunder, wenn man morgens mit dem Gefühl aufwacht, gar nicht oder schlecht geschlafen zu haben, und der Partner oder die Partnerin auf dem Sofa Zuflucht gesucht hat.

Das stöhnende Herz

Das Herz ist mit Abstand unser Lieblingsorgan. Das hat zum einen mit den liebevollen Empfindungen zu tun, die wir diesem Organ zuordnen. Obwohl sich die Schmetterlinge unzweifelhaft im Darm befinden, würde niemand auch nur im Entferntesten auf die Idee kommen, am Ende seiner SMS einen kleinen Darm oder einen Bauch mit dranzuhängen. Zum anderen hat das Herz keinen Mundgeruch, keine übel riechenden Winde, kümmert sich nicht wie die Leber, die Niere und die Haut um Entgiftung und ist nicht wie das Gehirn in einem knöchernen Gefängnis. Es schlägt frei gebettet zwischen den beiden Lungenflügeln munter und fröhlich so ungefähr 100 000-mal am Tag.

Das Herz aber lebt nicht in einem frei stehenden Einzelhaus mit großem Garten, sondern in einem Wohnblock mit mehreren direkten Nachbarn. Getrennt durch das Zwerchfell, wohnt direkt unter ihm der Magen. Der Magen ist nicht so ein genügsamer Nachbar, bei dem es den ganzen Tag um rhythmisches Ein- und Ausatmen geht. Er ist mal leer und mal übervoll, und wenn es ihm nicht gut geht, stellt er seine Tätigkeit für eine Weile ein, was den Druck auf seinen Nachbarn intensiviert. Wechselwirkungen sind bei dieser engen Nachbarschaft unumgänglich.

Stellen Sie sich Ihren Nachbarn vor, der um die 30 Prozent Ihres Grundstückes beansprucht, da würden die Fetzen fliegen. Trotzdem wurden diese Wechselwirkungen erst 1912 vom deutschen Allgemeinmediziner Dr. Ludwig Roemheld (1871–1936) beschrieben. Ihm fiel auf, dass Patienten mit zum Teil stark ausgeprägten Herzbeschwerden ein gesundes Herz hatten, aber regelmäßig einen großen Oberbauch und vor allem viel Gas im Darm und einen vergrößerten Magen.

Die Liste der möglichen von ihm beschriebenen Symptome lässt durchaus an ein schwer erkranktes Herz denken: einem Herzinfarkt ähnliches Engegefühl in der Brust und damit verbundene Angstzustände, Kurzatmigkeit bis zur Atemnot, starke Blutdruckschwankungen, Schwindel und Hitzewallungen, Pulsschwankungen, Herzrasen und immer wieder nächtliche Herzrhythmusstörungen. Diese sind, wie oben schon beschrieben, von der horizontalen Lage abhängig und verschlechtern sich durch die dadurch veränderten Druckverhältnisse nochmals.

Die Beschwerden gingen als »Gastrokardialer Symptomenkomplex« oder »Roemheld-Syndrom« in die Literatur ein. Dass es sich bei Herzbeschwerden um dieses Syndrom handeln kann, ist sehr wichtig, weil die Behandlung des beengten Herzens eine völlig andere ist als die bei einer durch Minderdurchblutung entstandenen Herzerkrankung. Ebenso bedürfen Angstzustände durch ein beengtes Herz einer ganz anderen Therapie als die anders verursachten Angstzustände.

Die weinende Wirbelsäule

In den Industrieländern klagt etwa jeder Zweite über Rückenbeschwerden. In Deutschland sind sie für ungefähr 15 Millionen Arbeitsunfähigkeitstage verantwortlich, mehr als bei allen anderen Erkrankungen. Was hat der Darm oder besser der dicke Bauch damit zu tun? Der Bauch beeinflusst die Statik der Wirbelsäule, sodass sich die Haltung verändert (siehe Abbildung Seite 122).

Stellen Sie sich einen Bauch als umgebundene Tasche vor. Sie kennen diese Taschen, die sich manch einer auf Reisen um die Hüften bindet, um seine Wertsachen darin zu verstauen. Für einen Haltungsschaden ist das natürlich noch nicht ausreichend. Wenn ein Bauch dann aber, wie häufig zu sehen, die Größe eines umgebundenen Rollkoffers erreicht, leuchtet der Zusammenhang ein.

Der ist in vielen Fällen auch recht einfach aufzudecken. Hat jemand mit dickem Bauch Rückenschmerzen, umgreift man ihn von hinten und hebt seinen Bauch hoch. Tritt dabei eine sofortige Erleichterung ein, ist der Bauch zumindest als Mitverursacher entlarvt.

Wie wir mit diesem Reisegepäck klarkommen, ist davon abhängig, ob wir trainiert und muskulös sind oder eher muskelschwach. Um das Gewicht auszugleichen, entsteht entweder eine nach vorne geneigte Haltung, oder der Bauchträger lehnt sich nach hinten. Für die Wirbelsäule bedeuten beide Möglichkeiten, dass die Wirbelkörper nicht mehr ideal zueinander stehen.

Doch der Wirbelsäule droht noch mehr Ungemach: der Bandscheibenvorfall! Die Bandscheiben sind faserknorpelige

Fehlhaltungen

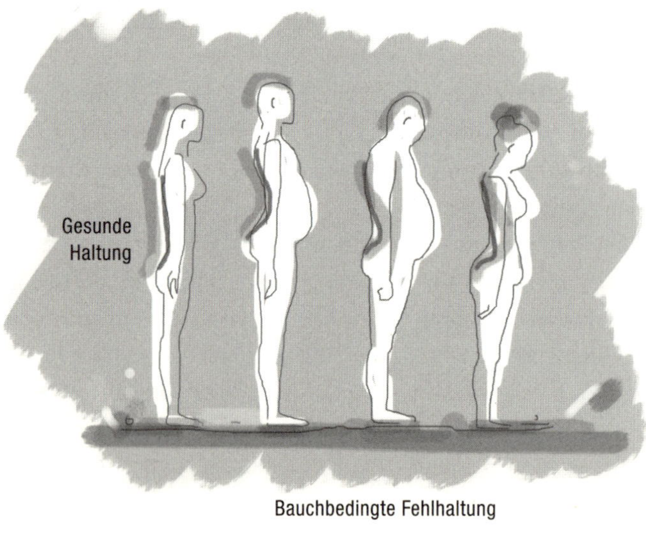

Gebilde, die zwischen den Wirbelkörpern liegen. Etwa in der Mitte befindet sich ein gallertartiger Kern mit hohem Wassergehalt, der beim Laufen oder Springen Stöße abfedert.

Wenn wir bauchbedingt ständig eine nach vorne geneigte Haltung einnehmen, erhöhen wir den Druck auf die vorderen Bandscheibenpole, und es passiert, was beim kräftigen Biss in einen Hamburger gern passiert – das Fleisch flutscht heraus. Bei entsprechend hohem Druck bewegt sich der Gallertkern nach hinten und durchbricht den Faserknorpelring. Der Bandscheibenvorfall ist da, ausgesprochen schmerzhaft, und meist drückt er die im anliegenden Nervenkanal laufenden Verbindungen ab. Dadurch erklären sich die Nervenausfälle in den Beinen, der Blase oder gar im Darm.

Naheliegend, dass bei nach hinten geneigter Haltung Ähnliches passiert, nur eben dann durch den Druck auf die hinteren Bandscheibenpole. Jedoch sind die vorderen Bandscheibenvorfälle seltener, wenn auch ebenso schmerzhaft. Sie führen aber nicht zu nervalen Ausfällen, weil sich hier angrenzend keine Nervenstränge befinden.

Ein sehr viel häufigeres Krankheitsbild sind bei dieser Fehlhaltung Wirbelblockaden, die man einem Hexenschuss gleichsetzen kann. Oftmals sind diese Fehlhaltungen eine Kombination aus schlechter Positionierung der Wirbel und sehr wenig Rückenmuskulatur, die imstande wäre, eine Blockade zu verhindern. Wenn mehr Muskulatur vorhanden wäre, würden wir den zu dicken Bauch allerdings wahrscheinlich mit einer anderen Fehlhaltung ausgleichen.

Bauch-weg-Trainingsprogramme gibt es wie Sand am Meer, leider packen sie allesamt das Problem nicht an der Wurzel. Wir können dadurch unsere Bauchmuskulatur stärken, was grundsätzlich eine gute Idee ist. Mit der gestärkten Muskulatur könnten wir den ganzen Tag den Bauch einziehen, aber so ein Tag kann lang werden.

Zur Erinnerung: Ein zu dicker Bauch ist nicht nur ein angefressener Wanst, in dem die zu vielen Kalorien ihre fette Heimat finden, das angelagerte Fett ist nicht der größte Teil seines überflüssigen und krank machenden Volumens. Wir könnten durch ein gezieltes Trainingsprogramm für unseren Darm und auf Dauer durch unser Essverhalten und die richtige Nahrungsauswahl zum Beispiel die Gasproduktion minimieren. Und auch die Entstehung von Giften verhindern, die unseren Darm müde werden lassen – und auf diese Weise das Problem erfolgreich bekämpfen.

Anna, Max und Paula – doch nicht alles Scheiße?

Vielleicht haben Sie nun erkannt, dass gesundheitliche Beschwerden, mit denen Sie schon eine Weile zu tun haben, auf eine nicht so ganz perfekte Verdauung zurückzuführen sind. Wahrscheinlich wissen Sie auch, was da in der Vergangenheit schiefgelaufen ist.

Ein paar Beispiele aus der Praxis sollen diese Zusammenhänge vertiefen. Es ist nicht möglich, alle Beschwerden auf einen kranken Darm zurückzuführen. Häufiger, als Sie denken, ist er jedoch zumindest Mitverursacher.

Bei Anna und Max spielt das Essverhalten eine entscheidende Rolle. Paula gehört einer Generation an, die in jungen Jahren Maß halten musste. Bei der im späteren Leben beinahe unendlichen Verfügbarkeit nahezu aller Nahrungsmittel war es nicht jedem möglich, sich weiterhin auf das richtige Maß zu besinnen.

Anna

Es war wieder Urlaubszeit. Die schönste Zeit im Jahr. In Ruhe ein paar Sonnenstrahlen einfangen, köstlich essen und trinken, lesen oder einfach ein paar Stunden chillen, was die Hauptbeschäftigung ihrer Kinder zu sein schien. Anna wusste, was sie erwartete. Das kleine Häuschen in der Provence hatten sie vor einigen Jahren erworben, als klar wurde, dass die Aufenthalte in wechselnden Hotels nicht die notwendige Entspannung mit sich brachten. Wenn nur die ersten 5 Tage schon vorbei wären! Der Stuhlgang war eine Quälerei, wenn er überhaupt irgendetwas war. Es wollte einfach nicht funktionieren. Zuvor in den Hotels dachte sie, es läge an den ungewohnten Toiletten. Bei ihrem Haus in der Provence hatten sie versucht, eine ähnliche Atmosphäre zu schaffen, wie sie sie zu Hause vorfand. Geändert hatte das allerdings nicht viel. Viel trinken, Abführmittel in unterschiedlichen Qualitäten und Quantitäten. Alles für die Katz. Auch wenn das zu Hause alles ziemlich unproblematisch war, hatte sie doch die Überzeugung, dass da mit ihrem Gedärm seit langer Zeit etwas nicht ganz in Ordnung war.

Gegen Ende der zweiten Schwangerschaft musste sie sogar erfahren, was Hämorrhoiden sind. Sie konnte sich nicht entsinnen, in der Kindheit Probleme mit dem Darm gehabt zu haben. Vielleicht hatte sie damals nicht täglich Stuhlgang, aber das hatte sie nicht als störend empfunden. Sie konnte sich nur an ihren Bauch erinnern. Der war irgendwie immer ein Hingucker. Sie empfand ihn schon immer als zu groß und einfach fehl am Platz. Auf den hätte sie schon von Beginn an gerne verzichtet.

Zugegeben, sie war nicht sehr sportlich, aber Bewegung war ihr wichtig, jede Woche ein paar Stunden Yoga und Pilates waren ihr Programm, und so war sie mit ihrer Figur irgendwie doch zufrieden. Aber an ihrem Bauch änderte das nichts. Sie konnte ihn natürlich einziehen, wenn sie sich beobachtet fühlte, aber auf Dauer war das keine Lösung.

Mit ihrem Rücken hatte sie schon seit einer gefühlten Ewigkeit Probleme. Ein Bandscheibenvorfall vor 2 Jahren hatte sie von allen Aktivitäten abgehalten und ihrem Gewicht einen kleinen Schub nach oben beschert.

Seit etwa einem halben Jahr machten ihr nun auch noch die Gelenke zu schaffen. Sie hatte das Gefühl, ihre Hände wären irgendwie steif, wenn sie morgens erwachte. Mal spürte sie ihre Schultern, mal ihre Knie. Immer wieder spürte sie, wie sie der Schweiß überfiel. Hormonell sei noch alles in Ordnung, wie ihr ihr Frauenarzt versicherte. Keine Menopause. Das half ihr aber auch nicht weiter.

In einer Zeitschrift hatte sie gelesen, dass die normale Verdauungszeit etwa 18 Stunden beträgt. Der Spinat, den sie zu Mittag aß, hätte sich farblich am nächsten Morgen bemerkbar machen müssen. Das tat er aber nicht. Wenn sie Glück hatte, konnte sie die grüne Farbe einen Tag später erkennen.

Und dann war da noch etwas. Sie liebte das Glas Rotwein am Abend, wenn die Kinder endlich schliefen, der Tag abgeschlossen war. Einfach um zu entspannen. In der Provence blieb es natürlich nicht bei einem Glas. Das war eben Urlaub. Und das war auch gut so.

Celine, eine gute Freundin, hatte sie darauf aufmerksam gemacht. »Du hast ja ganz rote Zähne, hast wohl zu viele Vampirfilme geschaut?« Anna fand das nicht sehr lustig, dachte an Lippenstift und Blut und musste beim nächsten Besuch im Bad feststellen, dass der Wein tatsächlich ihre Zähne rot färbte, als hätte der Mund keine Lust mehr, sich selbst zu reinigen.

Der Hausarzt schickte sie zur Darmspiegelung. Bis auf die

Liter nicht gerade lecker schmeckender Spülflüssigkeit war das auch nicht schlimm. Das Ergebnis: »colon transversum prolongatum«. Auf Deutsch: Ein zu langer Querdarm, aber ansonsten sei alles in Ordnung. Auch nicht gerade eine große Hilfe, dieser Befund, denn für sie war eben nicht alles in Ordnung.

Und sie dachte auch an ihren Vater, der jahrelang gegen einen Darmkrebs kämpfte, bevor er vor 2 Jahren gestorben war.

Sie dachte an ihren Mann, der ihr schon seit vielen Jahren in den Ohren lag: »Schling doch dein Essen nicht so runter.« Der Job, die Kinder. Da war einfach keine Zeit, das Essen gemütlich durchzukauen. Zumindest hatte sie sich das all die Jahre eingeredet. Vielleicht hatte ihr Mann doch recht? Er kaute sein Essen. Wenn er auf der Toilette war, konnte man kaum etwas riechen. Seine Zähne wurden nicht rot vom Wein. Und einen Bauch hatte er ebenso wenig wie Rückenprobleme.

Eine Freundin erzählte ihr von einem Fitnessprogramm für den Darm – und dass sie damit ähnliche Beschwerden schon beim ersten Versuch deutlich verbessert hätte.

Anna informierte sich und beschloss, gleich einen gründlichen, professionell begleiteten Versuch zu starten. Sie setzte dafür vier Wochen an – die Zeit war reif für einen ernsthaften Versuch. Und siehe da: Mit dem Programm für ihren Darm fühlte sich Anna fast wie ein neuer Mensch. Täglicher Stuhlgang hatte sich eingestellt. Die Rückenbeschwerden waren nahezu verschwunden. Die Gelenke waren wieder ohne Einschränkung beweglich. Das war ein deutliches Signal. Und Anna nahm es ernst – sie stellte ihr Essverhalten um, ohne dabei Lebensqualität einzubüßen.

Max

Das Leben von Max war Arbeit. War es immer gewesen. Ohne konnte er sich sein Leben nicht vorstellen. Die Hochs und Tiefs, der Wechsel zwischen An- und Entspannung, und dann dieses tolle Gefühl, alles zu kontrollieren.

Hätte er den familiären Betrieb nicht übernommen, wäre er in einer Führungsetage in der Industrie gelandet und hätte dort alles unter Kontrolle gehabt. Schlaf brauchte er wenig. Wenn er um 5 Uhr morgens hellwach im Bett lag, dann machte ihm das nichts, er bereitete sich auf den Tag vor. 4 bis 5 Stunden Schlaf, das war genug. Er hatte den Betrieb nach vorne gebracht. Das wusste jeder. Ja, er war erfolgreich.

Auch zu Hause gab es die Hochs und Tiefs. Aber nicht mehr als bei den anderen. Die Kinder waren gesund, und wenn alles gut lief, konnte sein Ältester bald in die Firma einsteigen.

Das Einzige, was ihm ab und zu Sorgen bereitete, war seine Gesundheit. Nicht, dass er bisher groß darauf geachtet hätte, das lag außerhalb seines Kontrollbereichs. Die Gesundheit war für ihn immer eine Selbstverständlichkeit gewesen.

Als Jugendlicher war er sportlich und auch da schon erfolgreich. Der Fußballverein hätte ohne ihn einige Pokale weniger, davon war er überzeugt. Die Präsidentschaft im Verein hatte er vor 8 Jahren übernommen. Seitdem hatte er keinen Sport mehr getrieben, dazu fehlte ihm wirklich die Zeit.

Dass sein Bauch immer größer wurde, bemerkte er immerhin. Und bei der einen oder anderen Tätigkeit war er ihm auch im Weg. Das Schuhebinden wurde irgendwie mühsamer.

Zur Toilette ging er mit Schweizer Pünktlichkeit, jeden Morgen um die gleiche Zeit. Dann kann es dem Darm ja nur gut gehen – dachte er jedenfalls, auch wenn die Toilette danach nicht mehr betretbar war, aber das war ja schon immer so.

Richtig begonnen hatte alles dann mit dem Blutdruck, der hoch hinauswollte. Die Tabletten nahm er nicht gerne, aber was sein muss, muss sein. Dann meldete sich sein Herz. Nachts hatte er rasende Stolperattacken. Ein bisschen Angst machte ihm das schon. Er leide am Roemheld-Syndrom, sagte man ihm. Dabei drückt das übermäßige Gas aus dem Darmtrakt auf das Herz, wie man ihm erklärte. Er fragte sich, wie bei diesen Mengen Gas, die sein Darm täglich entließ, noch etwas auf das Herz drücken kann. Aber auch dagegen gab es eine Tablette.

Vielleicht hätte er sich doch mal seinen Bauch vornehmen sollen? Das hätte einige Änderungen auf seinem Speiseplan bedeutet. Und darauf hatte er wirklich keine Lust. Dann doch lieber ein paar Tabletten, dachte er.

Er aß gern. Nicht, dass er es genießen würde, dazu war keine Zeit. Eine Mahlzeit war bei ihm oft schon beendet, wenn die Mitesser ihren Teller noch nicht mal zur Hälfte geleert hatten. Er liebte die Nahrungsaufnahme, vielleicht auch das Gefühl danach. Wie die Hacken, so die Backen, war seine Devise. Das hatte sein Großvater ihm beigebracht. Langsame Esser bringen es nicht weit. Zudem trank er gerne Milch. An vielen Tagen kam er gut und gerne auf einen halben Liter.

Der Darm meldete sich mit fürchterlichen Schmerzen in der linken Leiste – was ihm gar nicht in den Kram passte. Und dann die Darmspiegelung! Immerhin wurden ein paar Polypen entfernt und untersucht.

Zum Glück nichts Bösartiges, hieß es und beruhigte Max.

Gegen die Entzündung der Divertikel, die ihm die Schmerzen verursacht hatten, gab es wieder Tabletten. Aber die Entzündung könne wiederkommen, sagte man ihm. In diesem Fall wäre es von Vorteil, einen Teil seines Dickdarms zu entfernen.

Nun war er doch beunruhigt. Alles Scheiße, es ist offensichtlich an der Zeit, sich den Darm vorzunehmen, dachte er sich.

Max entschloss sich mit seiner für ihn typischen Gründlichkeit, etwas für seinen Darm zu tun. Aber er wollte nur eine bewährte Methode, keinen Schnickschnack. Internet-Recherchen und eine Nachfrage beim Hausarzt brachten ihn auf eine Regenerations-Methode für den Darm, die auch sein Hausarzt durchführen konnte. Das klang doch mal solide.

Morgens salinische Spülungen mit Bittersalz, Kautraining mit mehrere Tage alten Dinkelsemmeln, dazu ein Schnapsglas voll Wurzelsaft, ein bisschen Sojajoghurt. Abends Tee. Täglich wurde sein Bauch rhythmisch geknetet. Schon sehr gewöhnungsbedürftig! Nach ein paar Tagen bemerkte er deutliche Erleichterung beim Schuhebinden. Das Spannungsgefühl im Bauchraum ließ nach, sein Herz schien freundlich zu lächeln. Sein Blutdruck normalisierte sich. Nach einer Woche konnte er auf die Tabletten verzichten.

Bei einem Atemtest wurde eine Laktoseintoleranz festgestellt, woraufhin er die Milch ganz wegließ.

Nach einem Jahr wiederholte er das Programm, um sein Ergebnis zu stabilisieren. Bis heute, 5 Jahre nachdem er begonnen hatte, sich um seinen Darm zu kümmern, ist es zu keinen weiteren Darmentzündungen gekommen. Sein Stuhlgang ist genauso regelmäßig, aber nicht mehr breiig, wie er es vorher war. Der Geruch nicht ganz neutral, aber die Toilette begehbar nach seinem Besuch. Sein Blutdruck ist ohne Tabletten im Normalbereich.

Aber er musste sein Essverhalten grundlegend ändern und auf einige Nahrungsmittel verzichten, von denen er nie geglaubt hätte, dass sie für seinen Gesundheitszustand mitverantwortlich sein können.

Paula

Als der Zweite Weltkrieg begann, war Paula gerade einmal 6 Jahre alt. An ihre damalige Ernährung kann sie sich noch ganz gut erinnern, einfach weil es keine Selbstverständlichkeit war. Zu essen gab es für heutige Verhältnisse nicht viel. Satt wurde Paula fast immer und wusste, dass es sehr vielen anderen schlechter gegangen ist. Erinnern kann sie sich auch noch sehr gut an die von Kriegsbeginn an ausgegebenen Lebensmittelmarken. Zu Beginn konnte man Gemüse und Kartoffeln noch kaufen. Ihre auf dem Land ansässige Tante versorgte ihre Familie damit, so gut sie konnte.

Alles andere war rationiert, nicht immer zu bekommen, und Geld dafür war meist auch nicht da. Ein großer Laib Brot, ein halbes Kilo Fleisch – die mögliche Ration wurde in den Kriegsjahren immer kleiner – und 200 Gramm Fett pro Woche für jeden wäre das Maximale gewesen, aber das gab es nie. Vom Fleisch bekam ihr Vater den größten Teil, er musste hart arbeiten.

Der magere Speiseplan war aber auch mit einem anderen Essverhalten verbunden – man nahm sich einfach mehr Zeit und genoss ausgiebiger, was man hatte. Das hieß: länger am Tisch sitzen, länger kauen, im wahrsten Sinne des Wortes: voll auskosten. Und Zwischenmahlzeiten oder Schoko-Snacks im Coffee-Shop – das gab es sowieso nicht.

Kauen ist gesund – das wusste damals jeder, und Gesundheit war ein wichtiges Gut. Das hat Paula ihr Leben lang beibehalten.

Die Hauptmahlzeit wurde normalerweise mittags gegessen. Abends gab es damals Suppen, alle denkbaren Variationen. Auch daran hatte sie sich gewöhnt und, so gut es ging, beibehalten.

Natürlich gab es Anlässe, auch einmal über die Stränge zu schlagen. Aber das blieben Ausnahmen. Als sie ihren Mann Mitte der 50er-Jahre kennenlernte, zogen die beiden noch vor der Geburt ihrer ersten Tochter aus der Stadt aufs Land.

An ihrer Ernährung veränderte sich dadurch nichts. Zu dieser Zeit, sie war etwas über 20 Jahre alt, gab es das erste Mal etwas Süßes. Kuchen oder Schokolade kannte sie davor nicht. Sie trank Wasser für ihr Leben gern, Industriegetränke waren ihr schon immer zu süß gewesen, im Sommer machte sie der Familie gerne Limonade. Über die Jahre hatte sie sich daran gewöhnt, an vielen Abenden ein Glas Wein zu trinken. Bei Festen blieb es natürlich nicht bei einem Glas. Maßlosigkeit war bei Paula eine sehr selten anzutreffende Eigenschaft.

Richtig krank war Paula noch nie. Hier und da mal eine Erkältung, und beim Skifahren hatte sie sich vor 10 Jahren das Kreuzband gerissen. Die einzige Operation, die sie nachweisen konnte. Das einzige Mal, dass sie ein Krankenhaus von innen gesehen hatte.

Ein Graus war es ihr, zu sehen, wie sich ihre Enkel ernähren. Kochen war offensichtlich aus der Mode gekommen – sie fragte sich oft, wie das gut gehen könne.

In Zahlen – der Darm und von der Darmgesundheit abhängige Erkrankungen

Anzahl der im Darm lebenden Bakterien (in Millionen)	100 000 000
Anzahl der auf der Erde lebenden Menschen (in Millionen)	7000
Anzahl der Google-Aufrufe zum Stichwort »Darm«	13 000 000
Anzahl der Google-Aufrufe zum Stichwort »Herz«	131 000 000
Anzahl der Darm-Operationen in Deutschland (2010)	322 000
Anzahl der Herz-Operationen in Deutschland (2010)	82 000
Darmkrebs-Neuerkrankungen je 100 000 Einwohner in Deutschland (2008)	36
Darmkrebs-Neuerkrankungen je 100 000 Einwohner in Indien (2008)	4
Tägliche Ballaststoffaufnahme eines Deutschen in Gramm	20
Tägliche Ballaststoffaufnahme eines Inders in Gramm	80
Behandlungsbedürftige Divertikel-Entzündungen pro Jahr in Deutschland	150 000
Behandlungsbedürftige Divertikel-Entzündungen pro Jahr in Indien	selten
Anzahl der Divertikel-Erkrankungen in Deutschland	25 000 000
Anzahl der unter chronischer Verstopfung Leidenden in Deutschland	8 000 000
Anzahl der unter Reizdarm Leidenden in Deutschland	2 500 000
Anzahl der jährlich neu auftretenden Bandscheibenvorfälle in Deutschland	120 000
Anzahl der Deutschen mit Arterienverkalkung	15 000 000
Anzahl der Deutschen, die unter einer Depression leiden	3 000 000
Anzahl der Deutschen, die unter Rückenschmerzen leiden	28 000 000

3.
Auf dem richtigen Weg – das Fitnessprogramm für Ihren Darm

Mit einem Fitnessprogramm assoziieren wir eine schweißtreibende, anstrengende Tätigkeit – und die Überwindung, die das kostet. Vielleicht früheres Aufstehen, um den dafür notwendigen Zeitrahmen zu schaffen. Das Einschreiben in ein darauf spezialisiertes Zentrum oder in einen Verein und damit verbundene Termine. Also mehr Zeit, Kraft und Energie, um sich danach besser zu fühlen. Wenn es um unsere Muskulatur geht, ist das sicherlich der richtige Weg. Wenn diese schlaff und müde geworden ist, benötigt sie Anspannung und Dehnung.

Wenn es um unseren Darm geht, könnte ein vergleichbares Fitnessprogramm darin bestehen, ihn mit reizenden, schwer verdaulichen Nahrungsmitteln zu konfrontieren, durch die er wieder in Form kommt: Sauerkraut morgens, mittags und abends, möglichst große Portionen, wenig kauen und viel Zeit auf der Toilette verbringen. Ziemlich idiotisch!

Als würden Sie einen müde gewordenen alten Esel durch die Prärie treiben und hoffen, dass er dadurch wieder leistungsfähiger wird. Häufig wird versucht, dem müde gewordenen Darm mit schwer verdaulichen und oft ungenügend gekauten Trockenfrüchten auf die Sprünge zu helfen. Auch Quellstoffe wie Floh-, Lein- oder Chia-Samen kommen hier häufig zum Einsatz. Was eine Zeit lang hilfreich sein kann, aber auf Dauer den Griff zum Abführmittel nicht erspart.

Für die Fitness des Darms ist ein ganz anderes Programm angesagt: Unser Darm braucht Ruhe, um wieder fit zu werden und um zu regenerieren. Es verhält sich wie bei einem gebrochenen Knochen, den Sie ruhig stellen müssen, um ihn wieder belastbar zu machen. Niemand würde erst einmal einen Dauerlauf machen, wenn er sich ein Bein gebrochen hat.

Unser Darm wird meist überlastet durch schnell gegessene und zu große Mahlzeiten, durch Zwischenmahlzeiten, die ihm keine Zeit geben, sich zu säubern, und durch ausgiebige abendliche Mahlzeiten, die ihm in der nächtlichen Regenerationsphase keine ruhige Minute lassen.

Zudem wird er belastet durch industriell veränderte Nahrungsmittel, die nicht unserem natürlichen Nahrungsmittelmuster entsprechen, oder durch die Aufnahme unmäßiger Mengen einzelner Nahrungsmittel, die in kleineren Portionen gar kein Problem darstellen würden.

Um den Darm wieder in Ordnung zu bringen, geht es eine Zeit lang um Verzicht und um Pause machen. Es geht darum, Gewohnheiten zu brechen und langfristig zu ändern, und das ist für viele Menschen ebenso anstrengend oder noch anstrengender als der Besuch eines Fitnessstudios.

Für einen gesunden Darm muss auch die Darmflora beeinflusst und verändert werden, denn sie ist durch die Produktion von bakteriellen Giften für den größten Teil der Erkrankungen verantwortlich, die mit einem kranken Darm in Verbindung gebracht werden. Alles, was unseren Darm gesünder macht, wird der Darmflora guttun.

Ich werde Ihnen nun die Werkzeuge vorstellen, die sich in meiner langjährigen Praxis als effektiv herausgestellt haben, und werde Ihnen dann ein Programm beschreiben, das sich bei Tausenden von Menschen bewährt hat. Das Programm dauert als Basisprogramm nur 10 Tage, ein Zeitrahmen, der überschaubar ist.

Vor allem geht es in dieser Zeit darum, die Leistungsfähigkeit des Darms zu erhalten oder zu verbessern, ihn zu säubern und zu entgiften. Es geht auch darum, sich in dieser Zeit auf das Essverhalten zu besinnen, es, wenn nötig, zu verändern und das neue Verhalten einzuüben.

Es ist ein in unsere Zeit passendes Detox-Programm, das auf unseren Darm und in Folge auf unsere Gesundheit abzielt. Detox ist die Kurzform von Detoxikation, also die Entgiftung.

Zu ersten kleinen Umstellungen wird es eine Woche vor dem Start kommen. Später werden Sie versuchen, das Erlernte bei einer schon wieder fast normalen, gesunden Kost anzuwenden. Insgesamt wird Ihr Darm für 3 Wochen im Zentrum Ihres Lebens sein. Ihre Gesundheit wird es Ihnen danken. Ich werde Ihnen zeigen, wie Sie mit regelmäßigen Trainingstagen den neuen Umgang mit Ihrem Darm festigen.

Bei diesem Programm handelt es sich um ein Vorsorgeprogramm. Wenn Sie unter gesundheitlichen Störungen leiden, rate ich Ihnen, das Programm professionell begleiten zu lassen und etwas mehr Zeit dafür einzuplanen. Eine Liste der dafür speziell geschulten Therapeuten können Sie über die internationale Gesellschaft der Mayr-Ärzte (Adresse im Anhang) beziehen.

Das Programm hat nur einen kleinen Haken: Es macht süchtig! Wenn Sie einmal erlebt haben, wie es Ihnen mit einem gesünderen Darm geht, dann wollen Sie diese Erfahrung immer wieder machen – das wiederum hängt davon ab, welcher Typ Sie sind, wenn es um Gesundheit und Regeneration geht.

Aber zunächst einmal das notwendige Hintergrundwissen, damit das 10-Tage-Programm für Sie zu einem Kinderspiel wird!

Schonung über alles – der sanfte Weg zu fasten

Gandhi hat gefastet, Julia Roberts, Will Smith, Harald Schmidt und Thomas Gottschalk, die Fortsetzung dieser Liste könnte problemlos ein Buch füllen. Auch wenn die Gründe zu fasten so unterschiedlich sein können wie die Menschen, die es tun, sind die positiven Folgen für unseren Geist und Körper sehr ähnlich. Von den wenigen Dingen im Leben, von denen wir wissen, dass sie gesund und lebensverlängernd sind, steht das Fasten ganz vorne.

Übergewichtige, esssüchtige Menschen versuchen oft, uns davon zu überzeugen, dass das Fasten nicht gesund oder sogar gefährlich sei, wahrscheinlich weil sie sich im Leben alles vorstellen können, nur nicht, mal eine kurze Zeit auf das Allerliebste zu verzichten. Dabei ist das gar nicht so schwer und die Zeit danach das reinste Feuerwerk für die Geschmacksknospen, den Geruchssinn und einfach jede einzelne Zelle.

Fasten ist sehr menschlich, Tiere sind nicht in der Lage zu fasten, sie hungern, wenn sie nichts zu essen bekommen. Der freie Entschluss, eine Zeit lang nichts zu essen, ist dem Menschen vorbehalten. Hungern ist auch für den Menschen kein heilsamer Weg. Er entsteht aus der Not heraus, keine Nahrung mehr aufnehmen zu können, und ist immer mit Todesangst verbunden, die in unserem Organismus zu vegetativen Reaktionen führt, durch die alle unsere Organe negativ beeinflusst werden. Nach 2- bis 3-tägigem Hungern kommen wir in Lebensgefahr.

Entscheidend beim Fasten ist dagegen immer der freiwillige Verzicht auf die Aufnahme fester oder flüssiger Nahrung. Aber keine Sorge, wie Sie sehen werden, gibt es Möglichkeiten, mit weniger Askese die gleichen Ziele zu erreichen.

Die Anführer aller großen Religionen – Buddha, Jesus und Mohammed – befürworteten das Fasten, weil die Kraft und Widerstandsfähigkeit von Körper und Geist damit wachsen. Ausnahmslos empfahlen die großen Ärzte und Philosophen Theophrastus, Galenus, Hippokrates, um nur einige zu nennen, das Fasten, auch wenn sie über den notwendigen Zeitraum nicht immer einer Meinung waren.

Was passiert mit unserem Organismus während des Fastens? Wie lässt sich die positive Wirkung auf unsere Gesundheit erklären?

Erklärungsversuche begannen mit den Forschungsarbeiten von Clive McCay, einem amerikanischen Biochemiker, der im Jahr 1935 zeigen konnte, dass Ratten, wenn sie eine Zeit lang nur sehr wenig zu essen bekamen, ihre Lebenserwartung nahezu verdoppelten. Dabei handelte es sich nicht um einen völligen Nahrungsentzug, der bei Tieren, wie bereits erwähnt, nicht möglich ist.

Seitdem sind mehrere Hypothesen aufgestellt worden, auf welche Mechanismen dieser Effekt zurückzuführen ist. Valter Longo, ein amerikanischer Biologe, konnte vor wenigen Jahren zeigen, dass die Reduktion der Nahrung eine Substanz im Körper verringert, die wir Insulin-like-growth-factor 1 (IGF 1) nennen. Dieser insulinähnliche Wachstumsfaktor ist bei eiweißreicher, maßloser Kost, wie sie heute weitverbreitet ist, erhöht und wird durch Fasten oder geringe Nahrungszufuhr reduziert.

Menschen, bei denen dieser Faktor, bedingt durch eine Erbkrankheit, nicht gebildet wird, leiden unter dem Laron-Syndrom, sie bleiben kleinwüchsig, sind stark übergewichtig, bekommen jedoch keinen Krebs und leiden nahezu nicht an Herz-Kreislauf-Erkrankungen. In einer Bergregion in Equador leben ungefähr 130 Menschen mit diesem Gendefekt. Gesunde Ernährung ist für sie kein Thema, denn sie sind gegen die meisten unserer Zivilisationserkrankungen immun.

Wenn der IGF 1 in unserem Blut erhöht ist, bewirkt er Wachstum und schnellere Zellteilung, ist er verringert, kümmert sich unser Organismus um Regeneration und um die Reparatur geschädigter Zellen. Und das ist schon mal die halbe Miete, wenn es um unsere Gesundheit geht.

Weiter konnte gezeigt werden, dass bei niedrigem Spiegel normale Zellen bei einer Chemotherapie vor der toxischen Wirkung geschützt sind, Tumorzellen hingegen nicht. Ein vielversprechender Ansatz bei der Therapie bösartiger Erkrankungen.

Was passiert in unserem Darm während des Fastens oder bei stark reduzierter Kost? Nun werden über die Nahrung keine Gifte mehr aufgenommen und im Darm keine mehr produziert, wir entziehen unseren Darmkeimen die Nahrung. Der Darm nimmt sich viel Freizeit und nach ein paar Tagen auch unsere Entgiftungsorgane, die Leber, die Lunge, die Haut und die Niere. Weil sie nicht mehr so viel zu tun haben, wird spürbare Energie frei. Nur mit unserer gesamten Ausdauer ist es in dieser Zeit nicht immer weit her.

Die richtige Diät beim Fasten

Welche Diät ist beim Fasten, genauer: bei geringer Nahrungsaufnahme, die beste? Da sehr wenig zu essen wissenschaftlich überprüfbare Erfolge mit sich bringt, ist die Nullkost, also gar nichts zu essen, ein harter, nicht notwendiger Weg. Wie Sie sehen werden, geht es auch sanfter.

Es gibt in der Geschichte viele erfolgreiche Versuche, mit reduzierter Kost den Darm zu schonen und zudem die Darmflora positiv zu beeinflussen. Der Schweizer Physiologe Emil Abderhalden (1877–1950) empfahl Milch, wenn der menschliche Verdauungstrakt nicht mehr in der Lage war, Rohkost zu verdauen. Philipp Karell (1806–1886), Leibarzt des russischen Zaren Nikolaus I., veröffentlichte 1866 einen Artikel über Milchkuren, die er über 2 Jahrzehnte erfolgreich angewendet hatte.

John Harvey Kellog (1852–1943) machte mit seinen Patienten Kautraining auf Maisflocken, den heutigen Cornflakes, und verabreichte ihnen Milch, um sie mit Nährstoffen zu versorgen und ihre Darmflora zu beeinflussen. Wenn Sie die heutigen Kellogg's Cornflakes inspizieren, werden Sie sich fragen, wie jemand damit das Kauen trainieren konnte – da hat sich offensichtlich einiges in ihrer Beschaffenheit geändert.

Bei dem österreichischen Arzt Franz Xaver Mayr (1875–1965) war die Milch-Semmel-Diät über viele Jahre fester Bestandteil seiner Therapie. In seinem Werk »Die Darmträgheit« schrieb er im Jahr 1920: »Diese Milch-Semmel-Diät muss sich den Einwurf gefallen lassen, dass sie für uns keine vollwertige Nahrung ist, schon weil die Spenderinnen derselben, die Kühe, nicht naturgemäß sich ernähren können und, angekettet an den Futtertrog in düsteren, wenig gelüfteten, sonnenarmen Ställen, in höchst ungesunder Weise ihr Leben fristen müssen.«

Um Verwirrung zu vermeiden: Schon damals war es nicht immer einfach, hochwertige Milch zu beziehen. Er legte großen Wert auf die Qualität der Milch. Sie wurde nichthitzeverändert verordnet und stammte von Weidekühen mit kleinen Eutern.

Diese beschriebenen Diäten konnten sich dank ihrer positiven Wirkung über Jahre durchsetzen. Die Milch und somit die darin enthaltenen Nährstoffe werden in der ersten Dünndarmhälfte nahezu vollständig aufgenommen, wodurch der restliche Dünndarm und der Dickdarm so gut wie nichts mehr zu tun haben. Die vollständige Aufnahme der auf diese Art zugeführten Eiweiße und anderer Nährstoffe bedingte eine fast völlige Freiheit des Dickdarms von Fäulniserregern und somit eine Entlastung des Organismus von deren Stoffwechselprodukten, das bedeutet ein Wegfallen der uns belastenden Giftstoffe.

Schaffen es einige Keime aus der Milch, der Magensäure zu widerstehen, finden sie unversehrt den Weg durch den Dünndarm und können zu einer Änderung der Darmflora beitragen. Durch Homogenisieren oder Pasteurisieren, wie es heute üblich ist, werden diese Keime aber durch die Hitze vernichtet. Übrig bleiben die Sporen der Fäulniserreger, die sehr widerstandsfähig sind, den Dickdarm erreichen und dort Fäulnisprozesse ankurbeln.

Die heutigen Milchangebote sowie unser Wissen über Laktoseintoleranzen und die negativen Auswirkungen zumindest großer Mengen Milcheiweißes in unserer Nahrung haben die Milch-Diäten genauso in Misskredit gebracht wie die als Kautrainer verabreichten Maisflocken oder Weizenweißmehlsemmeln mit ihrem verdreifachten Glutengehalt und dem zur Insektenabwehr bestimmten Eiweißbaustein ATI, der manch einem Menschen Verdauungsprobleme bereitet. Die weiße Dinkelmehlsemmel kann hingegen sicherlich noch als Kautrainer zur Anwendung kommen.

Wichtig ist bei jeder Diät, die Sie für einen gesunden Darm in Angriff nehmen, den Verdauungstrakt während des Programms zu schonen, ihm viel Freizeit zu gönnen. Auch sollten Sie immer berücksichtigen, was Sie vertragen und was nicht. Der Verdauungstrakt eines jeden von uns ist aufgrund seines

Zustands und seiner Leistungsfähigkeit so unterschiedlich, dass sich hier kein festes Schema aufstellen lässt.

Einige Grundlagen sollten Sie jedoch immer beachten:

So schonend wie möglich! Dies ist abhängig von Ihrer Konstitution und Ihrem allgemeinen Gesundheitszustand und von der Zeit, die Sie sich freimachen können, um Ihren Darm zu verbessern oder gar in Ordnung zu bringen. Sollte es Ihnen möglich sein, nicht hitzebehandelte Milch von gesunden Kühen mit kleinen Eutern zu beziehen, ist dies auch heute noch eine Option in der Schonzeit, wenn Sie nicht unter einer Milchallergie oder einer Laktoseintoleranz leiden. Auch Joghurt aus nicht homogenisierter Milch kommt infrage oder Bio-Sojajoghurt. Kleine Mengen frisch zubereiteter Wurzelgemüsesäfte, bestehend aus Karotten, Sellerie, Roten Beten oder anderen Wurzeln, aber auch kleine Mengen grüne Smoothies sind ideal, um Sie in dieser Zeit mit den nötigen Vitalstoffen zu versorgen. Mandelmilch oder Drinks mit anderen Nüssen enthalten ebenfalls genügend Nährstoffe, um Sie mit dem Notwendigsten zu versorgen.

Zum schonenden Umgang mit dem Darm gehört natürlich auch das gute Kauen. Um es zu trainieren und ein gutes Sättigungsgefühl zu bekommen, eignen sich während einer Diät trockene Dinkelsemmeln oder trockenes glutenfreies Brot wie auch Nüsse aller Art. Besonders geeignet sind getrocknete Kokoschips oder Kokosnüsse, sie enthalten Monolaurinsäure, eine Fettsäure, die gegen Viren und Bakterien gerichtete Eigenschaften aufweist und auch in der Muttermilch zu finden ist.

So ballaststofffrei wie möglich! Ballaststoffe sind für einen gesunden, funktionierenden Darm unerlässlich. Nicht so in der

Schonzeit! Da sollte man sie möglichst weglassen, denn sie verderben dem Dickdarm die Freizeit, er muss viel zu viel arbeiten, um die unverdaulichen Fasern weiterzuschicken.

Je schwerer verdaulich, desto besser gekaut! Ist eine streng schonende Diät nicht möglich, sollten Sie versuchen, durch übertriebenes Kauen, wie es uns Horace Fletcher vormachte, maximale Schonung zu erreichen. Er kaute jeden Bissen fast 100-mal, eine Mahlzeit bestand aus ungefähr 30 Bissen.

Strenges Fasten am Abend! Mit den abendlichen Mahlzeiten belasten wir unseren Darm, aber sie sind oft nicht zu umgehen, sei es ein Arbeitsessen oder ein gemütliches Abendessen mit Freunden. In der Schonzeit aber müssen Sie darauf verzichten! So geben wir dem Darm zwischen Mittagessen und Frühstück am nächsten Tag ungefähr 18 Stunden Zeit für Säuberung und Regeneration. Zudem hilft es uns, die Kalorienaufnahme gering zu halten und dadurch die Fasteneffekte mitzunehmen. Das ist sicherlich für viele eine der schwersten Aufgaben. Die ersten 2 bis 3 Tage vermisst der Organismus die Abendmahlzeit, an die er sich über Jahre hinweg gewöhnt hat, aber diese Tage gehen schnell vorbei, und dass Sie sich danach so viel besser fühlen, wird Sie entschädigen.

F. X. Mayr

Vor ungefähr 100 Jahren machte ein österreichischer Arzt von sich reden, der wie kein anderer vom Verdauungstrakt fasziniert war, Dr. Franz Xaver Mayr, der Darmspezialist. Nicht, dass es heute keine Ärzte gäbe, die vom Verdauungstrakt fasziniert sind. Aber wenn sich heute ein Arzt diesem Organ widmet, dann meist nur einem Abschnitt. Er ist dann zum Beispiel sein Leben lang auf den Anus fixiert oder auf den Magen, oder er schaut sich den ganzen Tag Dickdärme an.

Franz Xaver Mayr wurde 1875 im ländlichen Gröbming in Österreich geboren. Er studierte Medizin an der Universität Graz und kam schon in seiner Studienzeit während einiger Praktika mit Patienten in Kontakt, die an schweren Verdauungsstörungen litten. Bei Schonkost und täglichen Bauchbehandlungen, bei denen der Bauchraum entstaut und die Darmmuskulatur aktiviert wurde, beobachtete er, wie sich parallel zu den Verdauungsstörungen Beschwerden linderten, die er in ihrem Ursprung zunächst nicht dem Darm zugeordnet hatte.

Dadurch inspiriert, machte er sich daran, alles über dieses Organ in Erfahrung zu bringen. Ihm fiel auf, dass bei jedem anderen menschlichen Organ schon allein über die Größe Aussagen über dessen Gesundheitszustand gemacht werden konnten – wie beim Herz oder den Nieren. So fragte er sich zum Beispiel, warum das nicht beim Darm möglich sein sollte.

Er promovierte 1901 und begann 1906 im berühmten Badeort Karlsbad zu arbeiten. Zu dieser Zeit beschrieb er, durch Studien und Behandlungen angespornt, die Richtlinien für ein optimal gesundes Verdauungssystem, das Zusammenspiel der verschiedenen Verdauungsabschnitte und deren Wirkung auf die umliegenden Organe und auf den gesamten Organismus in einer bis dahin nicht da gewesenen Präzision.

Durch Ausmessen des Bauchraums und tastende Untersuchung der Verdauungsabschnitte konnten von nun an Störungen des Verdauungstraktes festgestellt werden. Fehlhaltungen der Wirbelsäule konnten nun bestimmten Verdauungsstörungen zugeordnet und behoben werden. In seinem Werk »Die Darmträgheit« beschrieb er die Zusammenhänge für Laien verständlich, in »Fundamente der Verdauungskrankheiten« für eine breite medizinische Leserschaft.

Die Schonung des Verdauungstraktes stand bei seiner Behandlung im Vordergrund, vom Fasten bis zur schonenden Hausmannskost kamen alle Diätformen zum Einsatz, abhängig von deren Verträglichkeit und der zu behandelnden Störung. Gleichzeitig wurde der Darm mit einem salzhaltigen Wasser gespült und täglich behandelt, um zu regenerieren. So entstand die sogenannte F. X. Mayr-Kur, eine naturheilkundliche Therapie.

F. X. Mayr hielt Vorträge an der Charité in Berlin und an der Mayo-Klinik in den USA und gründete in hohem Alter die internationale Gesellschaft der Mayr-Ärzte – mit heute weltweit ungefähr 600 Mitgliedern.

Sauber, sauberer, am saubersten – Frühlingsputz für Ihren Darm

Die Reinigung des Darms hat schon manch einen Arzt oder Therapeuten beschäftigt. Um eines vorwegzunehmen: Am besten kann der Darm das alleine. Immerhin handelt es sich um ungefähr 300 Quadratmeter. Selbst wenn wir, mit einem Dampfstrahler ausgerüstet, hinuntersteigen könnten, wären wir damit einen halben Tag oder länger beschäftigt. Und da wir davon ausgehen können, mit einer solchen Spülung die erkrankte Darmschleimhaut nicht zu regenerieren, sondern sie einfach nur zu reinigen, wäre nach einem oder zwei Tagen alles wieder so wie vorher.

Vielleicht hatten Sie schon einmal eine erkrankte Mundschleimhaut? Nach einer Mahlzeit ist der Mund meist nicht in der Lage, sich wie gewohnt zu reinigen, es bleiben noch Essensreste. Die können wir ganz einfach mit einem Glas Wasser wegspülen, nach der nächsten Mahlzeit haben wir dann allerdings wieder das gleiche Problem. Erst wenn die Schleimhaut gesund ist, stellt sich die Selbstreinigung wieder ein. Alle Bemühungen werden also im besten Fall eine Hilfe sein, die Regeneration zu unterstützen und somit auch die Fähigkeit des Darms, sich selbst zu reinigen.

Wir haben in Sachen Spülung nur zwei Optionen: von oben oder von unten. Von unten, mit einem Einlauf, das ist nicht jedermanns Sache, aber eine der ältesten Methoden, die Ansammlung von Stuhl im Darm zu beseitigen. Wir finden diese Methode in der ägyptischen, griechischen, indischen Medizin, wahrscheinlich in allen Kulturkreisen der Welt. Ziel war und ist immer eine kurzfristige Entlastung des Darms, sei es vor einer Operation oder bei chronischer Verstopfung. Die Spülung erreicht nur den Dickdarm, der Dünndarm kann auf diese Weise nicht gespült werden. Zwischen Dünn- und Dickdarm ist, wie beschrieben, eine Klappe, die eine Spülung aus dieser Richtung verhindert. Die Oberfläche des Dickdarms ist im Vergleich zum Dünndarm mit all seinen Falten und Zotten verschwindend gering, und der Dickdarm ist, obwohl mit Abstand der Schmutzigere, wesentlich weniger damit beschäftigt, Gifte aufzunehmen. Die Spülung von unten ist also nur von begrenztem Nutzen.

Bittersalz

Man kann aber auch von oben spülen. Wir könnten das mit großen Mengen Leitungswasser versuchen. Das wäre allerdings fatal, weil alles Wasser vom Darm aufgenommen wird, sich das Blutvolumen erhöht, das Kreislaufsystem überlastet wird und zu einem Herzversagen mit sicherem Tod führen könnte.

Anders verläuft eine solche Spülung mit salzhaltigem,

salinischem, Wasser. Bittersalz- und Glaubersalz-Wasser sind die beiden bekanntesten Vertreter. Diese Wasser sprudeln in Kurorten, die von Verdauungskranken aufgesucht werden, wie Karlsbad, Montecatini, Teplitz, aus der Erde. Die Kurgäste trinken sie meist täglich, und das hat einen guten Grund: Sie berieseln sanft den Verdauungstrakt, abhängig von der verabreichten Dosis.

Bittersalz und Glaubersalz kennen Sie sicher auch als Abführmittel, Sie trinken ein Glas, und im Lauf der nächsten Stunden verlässt Sie ein Eimer Wasser, und Sie weichen nicht mehr von der Toilette. Ausschlaggebend für diese Wirkung ist wie immer die Dosis.

Wenn Sie ein salinisches Wasser nur 10 Tage lang täglich in abführender Dosierung zu sich nehmen würden, wäre Ihr Darm kein bisschen fitter als zuvor, ganz im Gegenteil, er hätte an Kraft und Energie verloren. Wie bei vielen Abführmitteln verliert der Darm nicht nur Körperwasser, sondern auch Kalium, das für die Kontraktion, also das Zusammenziehen der Muskulatur, wichtig ist, was dann aber nicht mehr zur Verfügung steht. Die Muskulatur wird schlapp und immer schlapper, weshalb der Darm dann das Abführmittel weiter braucht, um zu funktionieren, er wird davon abhängig. Wenn im Alltag wegen einer hartnäckigen Verstopfung ein Abführmittel notwendig ist, sollte die Dosierung zu Beginn ein bisschen stärker erfolgen, muss dann aber rasch reduziert werden.

Die chemische Bezeichnung für Bittersalz lautet Magnesiumsulfat, die für Glaubersalz Natriumsulfat. Allen salinischen Wässern gemeinsam und verantwortlich für die Hauptwirkung ist das Sulfat.

Das Natrium des Glaubersalzes kann bei längerer Einnahme als Nebenwirkung zu einer Blutdruckerhöhung führen, beim Bittersalz gibt es diese Nebenwirkung nicht. Aus diesem Grund sollten Sie dem Bittersalz den Vorzug geben. Sulfat wird vom Darm nur sehr schwer aufgenommen, legt sich an die Wand und verhindert so die Resorption des mitgetrunkenen Wassers. Aber nicht nur das Wasser wird schlecht aufgenommen, auch die noch im Darm vorhandenen bakteriellen Gifte werden schlechter aufgenommen und einfach ausgespült, ein willkommener Effekt.

Leider kann dadurch aber auch die Aufnahme von notwendigen Medikamenten erschwert werden. Deshalb müssen diese immer wenigstens 30 Minuten vorher oder einige Stunden nachher eingenommen werden.

Bei richtiger Dosierung entspricht die Menge des ausgeschiedenen breiigen oder flüssigen Stuhls etwa der Menge des getrunkenen Glases Bittersalz. Bei abführenden Konzentrationen befindet sich sehr viel Sulfat im Darm, der versucht, diese Konzentration zu verdünnen, indem er Körperwasser einströmen lässt, was die abführende Wirkung bei zu hoher Dosierung erklärt.

Richtig dosiert führt das Bittersalz zu einer Steigerung der Salzsäure im Magen, wenn zu wenig Salzsäure vorhanden ist, und zu einer Senkung der Magensäure, wenn dieser übersäuert ist.

Die Lebersekretion wird angeregt, und der Gallenfluss wird mit hohem Basengehalt, dem Gegenstück zur Säure, das diese neutralisiert, verstärkt. Die Galle führt zu besseren Dünndarmbewegungen und unterstützt auf diese Weise den spülenden Effekt. Bei abführender Konzentration beginnt die Gallenblase sich krampfartig zusammenzuziehen. Wenn Sie Gallensteine haben, wird sich eine Gallenkolik schmerzhaft bemerkbar machen. Das erklärt, warum Sie auf abführende Konzentrationen möglichst verzichten sollten.

Bei angemessener Dosierung kann es bereits nach 1 bis 2 Stunden zum Stuhlgang kommen, was man als reflektorischen Stuhlgang bezeichnet. Wenn Sie gleich nach einer Tasse Kaffee auf die Toilette müssen, dann handelt es sich auch um einen reflektorischen Stuhlgang, dabei wird der Magen ein bisschen gereizt, der Dickdarm bekommt diese Information und entleert sich vorsorglich. Ganz nach dem Motto: Wenn oben etwas nachkommt, mache ich sicherheitshalber schon mal Platz. Ausgeschieden wird hier nicht das soeben getrunkene, sondern das am Vortag getrunkene Bittersalz. Normalerweise kommt es nach 4 bis 12 Stunden zum Stuhlgang, der bei richtiger Dosierung breiig sein sollte. Alle beschriebenen positiven Wirkungen sind bei morgendlicher, nüchterner Einnahme am stärksten.

Es gibt Kritiker, die sagen, dass bei längerer Anwendung von Bittersalz die Darmflora leiden würde. Doch wie schon beschrieben, wir können gut und gerne auf einen großen Teil unserer Darmbewohner verzichten. Untersuchungen haben gezeigt, dass selbst noch nach wochenlanger Anwendung eine ausgedünnte harmlose Darmflora vorhanden ist.

Bei längerer Anwendung unbedingt zu meiden ist die abführende Dosis von 5 bis 6 Gramm oder mehr Bittersalz. Die Obergrenze liegt hier bei 3 Gramm, dies entspricht einem kleinen gestrichenen Teelöffel, ein gehäufter Teelöffel ist schon zu viel.

Bittersalz kauft man in kristalliner Form, das Salz muss in ein Glas warmes Wasser gerührt werden, bis keine Kristalle mehr zu sehen sind. Mit kaltem Wasser wird die Darmperistaltik angeregt, weshalb es schonender ist, das Wasser lauwarm oder warm zu trinken.

Basisch oder sauer? Beides!

Ein ausgeglichener Säure-Basen-Haushalt ist die Voraussetzung für alle in unserem Organismus ablaufenden Stoffwechselvorgänge. Die meisten Zivilisationserkrankungen, wie Bluthochdruck, Schlaganfall, Krebserkrankungen, Diabetes, aber auch Erkrankungen der Muskulatur und der Gelenke, Osteoporose und einige Hauterkrankungen, werden mit einer Übersäuerung des Gewebes in Zusammenhang gebracht.

Prozesse in unserem Körper, gleichgültig ob auf- oder abbauender Natur, sind von einem spezifischen Milieu abhängig. Wird dieses nicht aufrechterhalten, kommt es zu mangelhaftem Auf- und Abbau, wodurch dabei entstehende teilweise giftige Zwischenprodukte nicht vollständig abgebaut werden und das Gewebe belasten. Der Säure-Basen-Haushalt spielt bei der Sicherung dieses Milieus die wichtigste Rolle. Worum geht es dabei?

Säuren haben eine ätzende Wirkung, einen sauren Geschmack und sind Ihnen unter Begriffen wie Essigsäure, Salzsäure oder Milchsäure geläufig. Basen sind alkalisch – auch »laugenhaft«, was ein wenig mit Seife zu tun hat –, sind gewissermaßen das Gegenstück zu den Säuren und in der Lage, sie zu neutralisieren.

Wie sauer oder basisch eine Lösung ist, wird mit dem pH-Wert gemessen, wobei der Wert »0« stark sauer und der Wert »14« stark basisch ist.

Unser Blut hat einen konstanten pH-Wert von 7,4. Bei Werten unter 7,36 spricht man von einer Azidose, also einer Übersäuerung, bei Werten über 7,44 spricht man von einer Alkalose, das Blut ist dann zu basisch. Abweichungen unter 6,8 und über 7,7 führen zum Tod.

Um Ihnen eine Vorstellung von pH-Werten zu geben, hier eine Liste verschiedener Getränke und ihr pH-Wert:

- » Zitronensaft: 2,5
- » Cola: 2,5
- » Wein: 4,0
- » Kaffee: 5,0
- » Milch: 6,5
- » Mineralwasser: 6–7
- » Seife: 9,5
- » Natronlauge: 13,5

Wenn Sie sich diese Auflistung geschmacklich vorstellen, werden Sie sich wundern, dass Zitronensaft und Cola gleich sauer sein sollen. Es ist so, weil Cola über 10 Prozent Zucker enthält. Der saure Geschmack wird dadurch erträglicher.

Wie schafft es der gesunde Organismus, den pH-Wert des Blutes in dem sehr begrenzten Bereich zwischen 7,36 und 7,44 zu halten? Dafür stehen ihm viele sogenannte Puffersysteme zur Verfügung. Puffer sind in der Lage, überschüssige Säuren oder Basen auszugleichen. Das Blut selbst verfügt über einige Puffersysteme und wird bei der Ausscheidung der Säuren vor allem von der Lunge, der Niere, der Haut, aber auch dem Darm unterstützt.

Sind die Puffersysteme über einen längeren Zeitraum überlastet, übersäuert zunächst das Gewebe, denn den pH-Wert des Blutes in seinen engen Schranken zu halten, hat oberste Priorität. Es werden vermehrt Säuren ausgeschieden, bei den Nieren macht sich das über einen sauren Urin bemerkbar, die Haut sondert übermäßige Mengen sauren Schweiß ab, Sie riechen dann nach Grapefruit.

Säureproduzierende Gärungsprozesse in unserem Darm stören dieses Gleichgewicht ebenso wie die übermäßige Aufnahme saurer Lebensmittel – wie Fleisch, Fisch, Getreide, Eier und saure Getränke, wozu die meisten Industriegetränke gehören. Wir haben die Möglichkeit, über vermehrtes Schwitzen beim Sport oder in der Sauna über die Haut überschüssige Säuren auszuscheiden.

Im Darm kann man die Gärungsprozesse vermindern, indem man keine Unmengen Obst isst und eventuell vorhandene Intoleranz gegenüber Fruktose oder Laktose beachtet. Mit basischen Nahrungsmitteln, wie Nüssen und Gemüse und kleinen Mengen reifem Obst, können wir positiv auf den Säure-Basen-Haushalt einwirken.

Eine weitere Möglichkeit, den Organismus von Säuren zu befreien und Basen zu produzieren, ist sehr einfach: Wasser trinken! Schon ein Schluck Wasser verdünnt die Salzsäure im Magen. Der Magen selbst ist auf Ausgleich angelegt und produziert in den sogenannten Belegzellen, die ihn auskleiden, Säure, um sein saures Milieu aufrechtzuerhalten. Gleichzeitig produziert er Bicarbonat, eine starke Base, die er ans Blut abgibt und die diesem als Bicarbonatpuffer zur Verfügung steht. Auch das sind, wie so vieles in unserem Körper, sehr komplexe Vorgänge, nicht immer leicht zu verstehen.

Während Ihres Fitnessprogramms für den Darm können Sie diese Wirkung noch verstärken, indem Sie dem Wasser 1- bis 3-mal täglich Basenpulver beimischen. Basenpulver besteht zum größten Teil aus Bicarbonat, wodurch das Wasser basischer wird. Es ist so in der Lage, größere Mengen an Säure zu neutralisieren und dadurch die Bicarbonatproduktion im Magen anzukurbeln.

Trinken!

Eine zu geringe Trinkmenge oder Flüssigkeitszufuhr wird mit Dickdarm- und Blasenkrebs in Verbindung gebracht und mit Nierensteinen, Herz-Kreislauf-Erkrankungen sowie Diabetes. Wenn Sie wenig trinken, können Sie sich schlechter konzentrieren, manch einer bekommt Kopfschmerzen und leidet unter Verstopfung. Aber warum ist das Trinken so wichtig, warum scheint es so schwer, die richtige Trinkmenge festzulegen, und wie säubert uns die getrunkene Flüssigkeit?

Der größte Teil unseres Körpers, ungefähr 50 bis 60 Prozent, besteht aus Wasser. Bei einem 75 Kilo schweren Menschen sind das etwa 42 Liter. Ungefähr 3 Liter, 5 bis 10 Prozent davon, werden täglich erneuert. Wenn Sie heute aufhören würden zu trinken, bekämen Sie bald Kopfschmerzen und würden müde, spätestens nach 2 Tagen würden Sie zusammenbrechen. Viel länger würden Sie nicht überleben. Freiwilligen Nahrungsentzug dagegen toleriert unser Körper durchaus 30 Tage oder mehr.

Vier Organe sind dafür verantwortlich, dass wir trinken müssen. Der größte Wasserverlust erfolgt über den Urin, normalerweise sind das 1,5 Liter pro Tag. Jetzt werden Sie sich vielleicht fragen, auf welchem Weg das getrunkene Wasser in die Blase gelangt, um ausgeschieden zu werden. Genau wie das über die Nahrung aufgenommene Wasser geht das getrunkene Wasser im Dünndarm in unser Blut über. Dadurch wird das Blutvolumen erhöht, das Herz bekommt mehr zu tun, der Herzmuskel wird stärker gedehnt. Um eine Überlastung zu vermeiden, produziert es ein Hormon, das die Urinproduktion in den Nieren anregt. Je mehr wir trinken, desto mehr Urin produzieren wir.

Über die Lunge und die Haut verlieren wir jeweils etwa einen halben Liter.

Über die Lungen ist das nicht offensichtlich. Hauchen Sie gegen einen Spiegel, dann wird Ihnen bewusst, wie viel Feuchtigkeit die Ausatemluft enthält. Den am Spiegel haftenden kleinen Tropfen multiplizieren Sie mit 18 000 täglichen Atemzügen, und so kommt man auf ungefähr einen halben Liter. Steigt die Atemfrequenz, erhöht sich der Wasserverlust.

Den Verlust von einem halben Liter über die Haut können wir uns gut vorstellen, wenn wir schwitzend in der Sauna sitzen oder wenn im Sommer die Temperatur auf 40 Grad klettert und vor allem alte Menschen in lebensbedrohliche Situationen kommen, weil sie mit dem Trinken gar nicht mehr nachkommen. Von dem zusätzlichen Verlust, der mehrere Liter betragen kann, durch schweißtreibende Tätigkeiten gar nicht zu reden.

Das vierte Organ neben Blase, Lunge und Haut, über das wir Wasser verlieren, ist der Darm. Selbst der wohlgeformte Stuhlgang enthält täglich 200 bis 300 ml Wasser. Bei breiigem oder gar flüssigem Stuhlgang kommen da schnell ein Liter oder mehr zusammen.

Die Aufnahme der notwendigen Flüssigkeit erfolgt ungefähr zur Hälfte über das Essen, den anderen Teil trinken wir. Wird nicht ausreichend Flüssigkeit zugeführt, hat unser Organismus, zumindest vorübergehend, die Möglichkeit auszugleichen. Er kann die Urinproduktion drosseln, die Schweißproduktion zurückschrauben und durch eine längere Darmpassagezeit versuchen, dem Stuhl mehr Wasser zu entziehen. Das Drosseln des Wasserverlustes über diese Organe ist notwendig, um zu verhindern, dass wir kollabieren.

Der regelrechte Ablauf unserer Verdauung ist von der Produktion zahlreicher Verdauungssekrete abhängig. Speichel, Magensaft, Galle, Bauchspeichel und Darmsaft addieren sich täglich zu 8 bis 9 Litern Flüssigkeit, die glücklicherweise im

Dünndarm zum größten Teil wieder in den Organismus aufgenommen werden. Andernfalls müssten wir ununterbrochen trinken. Bei Flüssigkeitsmangel kann unser Körper die Produktion dieser Säfte reduzieren. Sie bemerken das an einem trockenen Mund, auch Verstopfung ist eine mögliche Folge.

Wie ist das nun beim Fitnessprogramm für den Darm? Über die Ernährung nehmen Sie während dieser Schonzeit für den Darm keine größeren Mengen Flüssigkeit auf. Deshalb müssen Sie mehr trinken! Wenn Sie ungefähr 70 Kilo auf die Waage bringen, müssen Sie wenigstens 3 Liter täglich trinken. Bei 50 Kilo sind 2 Liter ausreichend, und bei 100 Kilo sollten Sie 4 Liter täglich trinken. Bei diesen Trinkmengen fühlen Sie sich in dieser Zeit richtig gut. Hinzurechnen müssen Sie den Schweißverlust, wenn Sie in dieser Zeit Sport treiben oder in die Sauna gehen.

Ob Sie genügend getrunken haben, erkennen Sie am besten an der Farbe des Urins: Ist er transparent mit leichtem Gelbstich, war es ausreichend. Je dunkler der Gelbton, desto mehr müssen Sie trinken!

Wieder die Schulbank drücken – gute Verdauung will gelernt sein

Kautraining ist Jogging für Darmbewusste

Gutes Kauen gehört zu den schwierigsten Aufgaben, wenn Sie es nicht schon in der Kindheit gelernt haben. Warum der eine gut kaut und der andere sein Essen herunterschlingt, ist nicht mit Sicherheit zu beantworten. Fest steht, dass das Essverhalten in früher Kindheit festgelegt wird. Viele Verhaltensweisen werden von uns in den ersten Lebensjahren von der Umgebung abgeschaut und nachgeahmt. Das würde bedeuten, dass die Kinder von Eltern, die ihr Essen heruntergeschlungen haben, mit hoher Wahrscheinlichkeit auch ihr Essen herunterschlingen. Handelt es sich nur bei einem Elternteil um einen schnellen Esser, dann würden die Chancen bei 50 Prozent liegen.

Möglichen Einfluss hat auch die Anzahl der Geschwister. Je mehr Menschen um den Tisch versammelt sind, desto größer kann das Verlangen sein, schnell zu essen, um genügend abzubekommen und satt zu werden. In Zeiten, in denen das Essen begrenzt ist, wird der Mensch eher gut kauen, um möglichst viel zu genießen, was karg auf seinem Teller liegt. In Zeiten wie den unseren, in denen alles im Überfluss vorhanden ist, ist vom Gegenteil auszugehen.

Der erste wichtige Schritt ist, dass Sie verstanden haben, wie wichtig gutes Kauen für unseren Darm und damit für unsere Gesundheit ist. Denken Sie auch an das Produkt, das unten rauskommt – und was uns dieses über die Verdauung sagt.

Nur das Prinzip zu verstehen, genügt jedoch nicht. Training ist angesagt! Ohne Üben kann man keine Sprache oder keinen Sport erlernen. Deshalb ist ein intensives Kautraining während Ihres Fitnessprogramms für den Darm der zweite wichtige Schritt.

Der dritte Schritt sind wöchentliche Kautrainingstage über 1 bis 2 Jahre. Wenn Sie zu früh mit dem Training aufhören, dauert es nur 1 bis 2 Monate, bis Sie wieder Ihr Essen herunterschlingen. Das ist, wie wenn Sie 4 Wochen Vokabeln büffeln, sich dann aber nicht mehr um die Sprache kümmern, nach 2 Monaten ist so ziemlich alles wieder vergessen.

Stellen Sie sich deshalb zur Ermunterung einfach vor, wie Sie mit gutem Kauen dem Magen, dem Darm, der Leber und

Ihrer Gesundheit einen Gefallen tun, wie Sie dadurch einigen fiesen Bakterien in Ihrem Dickdarm die Lebensgrundlage entziehen und wie sich die Haut und alle anderen Organe darüber freuen, weniger mit Giften belastet zu werden. Das wird Ihnen helfen!

Kauen Sie sich schön und gesund! Und nicht vergessen: Es geht um gutes Kauen und nicht um langsames Kauen. Kosten Sie das Essen aus, und bringen Sie es noch in Ihrem Mund in einen breiigen Zustand, das ist die Hauptsache.

Sättigung will geübt sein

Je müder Ihr Verdauungstrakt ist, desto weniger wird er Ihnen ein Sättigungsgefühl vermitteln. In Japan gehört es zu den Grundregeln einer gesunden Ernährung, bei einem leichten Sättigungsgefühl mit dem Essen aufzuhören. Aber das ist leichter gesagt als getan, denn oft ist der Magen nicht mehr in der Lage, uns diese Information zu übermitteln.

Die einzige Information, die dann noch bei uns ankommt, ist: Wir sind voll, es passt nichts mehr rein! Bei einem müden und kranken Magen können wir das Essen hineinschaufeln wie in einen Sack, bis es wie auf Halshöhe steht. Das Gefühl, das uns so vermittelt wird, bezeichnen wir als Völlegefühl. Es wird sehr häufig mit Sättigung verwechselt.

Wodurch bekommen wir unser Sättigungsgefühl? Ausgiebiges Kauen vermittelt uns nach ungefähr 20 Minuten ein Sättigungsgefühl, dabei ist es unerheblich, was und nahezu auch wie viel wir gegessen haben. Fette und Eiweiße vermitteln uns ebenfalls ein Sättigungsgefühl. Für einen Säugling ist das der letzte Schluck der Muttermilch, der sehr fettreich ist und ihn satt und zufrieden macht. Flaschenkinder haben deshalb von Beginn an Schwierigkeiten, satt zu werden.

Kohlenhydrate machen nicht satt, sie machen nur voll und bringen dadurch ein kalorisches Problem mit sich. Fettreduzierte Kost macht nicht satt, sondern voll, und wenn wir aus diesem Grund unseren Magen ständig überlasten, wird er müde und kann uns am Ende gar nicht mehr sagen, wann wir satt sind.

Erschwerend kommt hinzu, dass, wenn wir abends müde sind, ein Sättigungsgefühl nicht mehr vermittelt wird. Wenn Sie spätabends ein 5-Gänge-Menü verzehren, wundern Sie sich vielleicht, dass der Nachtisch und der Käse tatsächlich auch noch reinpassen. Das sollten Sie einmal mittags versuchen, wenn Ihr Magen nicht in Trance auf die nächtliche Ruhe wartet. Bereits nach dem zweiten Gang fühlen Sie sich satt und wollen vielleicht einen kleinen Spaziergang machen.

Während Ihres Fitnessprogramms haben Sie die beste Möglichkeit, auch ein gesundes Sättigungsgefühl zu trainieren. Es kann ein paar Tage dauern, bis es sich bemerkbar macht, aber dann ist es wichtig, dass Sie Ihre Mahlzeit rechtzeitig beenden. Zudem werden Sie nach dem Essen nicht müde, wenn Sie bei gesundem Sättigungsgefühl zu essen aufhören!

Auch den Stuhlgang können Sie trainieren

Während des Programms können Sie es sich durch die Wirkung des eingenommenen Bittersalzes nicht aussuchen, wann Sie eine Toilette aufsuchen. Nicht, dass die Wirkung explosiv wäre und Sie es kaum zur nächsten Toilette schafften, aber der Drang ist ein wenig deutlicher und in jedem Fall deutlich genug, um zügig darauf zu reagieren.

Normalerweise sieht das anders aus. Die morgendliche Hektik lässt den Stuhldrang gern außer Acht. Wenn das allzu oft passiert, fühlt der sich nicht ernst genommen und lässt seinerseits die notwendigen Signale außer Acht. Gerade wenn Sie unter Verstopfung leiden, sollten Sie Ihren Darm trainieren, indem Sie sich kurze Zeit nach dem Frühstück auf die Toilette begeben und Ihrem Darm auf diese Weise zeigen, dass der richtige Augenblick gekommen ist. Auch wenn er das nicht sofort begreift und vielleicht noch eine Weile beleidigt ist, machen Sie ein Ritual daraus, er wird Ihnen dankbar sein.

Ärztlicher Beistand und die Rolle der Bauchbehandlung

Die vorgeschlagenen Trainings und Spülungen helfen einem müde gewordenen Darm. Wenn es aber darum geht, krank gewordene Darmabschnitte wieder zu aktivieren, zu regenerieren und Krankheiten zu behandeln, ist die Schonung und Spülung des Verdauungstraktes meist nicht ausreichend.

Dann sollten Sie die Hilfe eines ganzheitlichen Darmspezialisten, möglichst eines in Diagnostik und Therapie nach F. X. Mayr speziell geschulten Arztes, in Anspruch nehmen. Es gibt weltweit ungefähr 600 ausgebildete Therapeuten, mit ein bisschen Glück ist einer ganz bei Ihnen in der Nähe. Sie können sich auch eine Auszeit nehmen und sich fernab vom Alltag in einem darauf spezialisierten Gesundheitszentrum intensiv um Ihren Darm kümmern.

Was können Sie von einer professionellen Begleitung erwarten? Zunächst geht es darum, den Gesundheitszustand Ihres Verdauungstraktes zu bestimmen. Dabei wird festgehalten, in welchem Ausmaß es bereits zu Veränderungen des knöchernen Brust- und des Bauchraums gekommen ist.

Bestimmt wird unter anderem der epigastrische Winkel, der von den beiden Rippenbögen gebildet wird. Normalerweise stehen die Rippenbögen im Bereich des unteren Brustbeines in einem Winkel von ungefähr 20 bis 40 Grad zueinander.

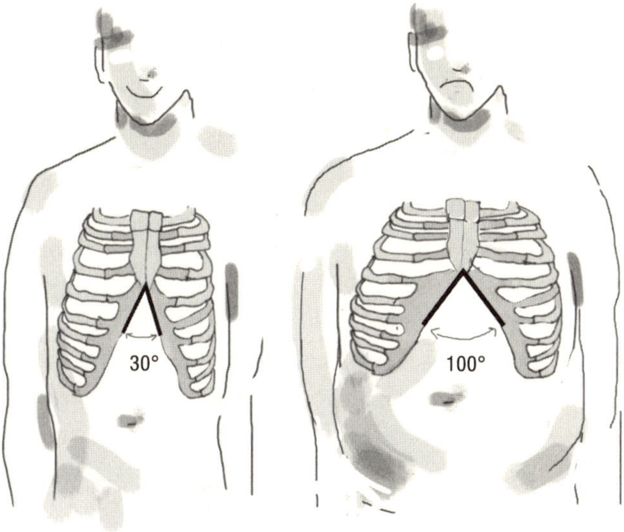

Durch eine unter dem rechten Rippenbogen gestaute Leber und einen auf der gegenüberliegenden Seite vergrößerten Magen werden die Rippenbögen auseinandergedrückt, da sie sich durch ihre Elastizität immer dem Inhalt anpassen. Der Winkel beträgt dann häufig 90 Grad oder mehr.

Dann tastet der Arzt die Größe, Lage und Beschaffenheit von Dünn- und Dickdarm ab und sucht nach krankhaften Lymphstauungen im Bauchraum. Auf die Bauchdecke klopfend, macht sich der Therapeut auf die Suche nach Reizzuständen – Entzündungen, überempfindlichen Regionen und Gasansammlungen. Bereits vorhandene Haltungsänderungen oder Schäden wird er dokumentieren. Anhand aller Befunde und möglicher Unverträglichkeiten legen Sie dann zusammen mit Ihrem Therapeuten die für die kommende Zeit notwendige Schonkost fest.

Fester Bestandteil des professionell begleiteten Fitnessprogramms für Ihren Darm ist die manuelle Bauchbehandlung, bei der durch zartes, rhythmisches Drücken des Darms während ungefähr 5 bis 10 Minuten die Peristaltik angeregt wird.

Begleitet durch gurgelnde und plätschernde Geräusche werden die Aufnahme von Nährstoffen und der Weitertransport von Gasen angeregt, die Durchblutung und der Lymphabfluss verbessert. Der Bauch wird in dieser kurzen Zeit überraschend kleiner. Die Atmung, die Herztätigkeit und der Blutdruck werden reguliert, und die gesamte Hautspannung wird sichtlich verbessert. So lernt der Darm, wieder besser zu arbeiten. Je schlechter der Zustand des Verdauungstraktes, desto wichtiger ist es, die Behandlung täglich durchzuführen, um den Gesundheitszustand zu stabilisieren.

Fit, fitter, am fittesten – das 10-Tage-Fitnessprogramm für Ihren Darm und Ihre Gesundheit

Sie haben nun längst verstanden, dass das Essverhalten eine Schlüsselposition einnimmt, wenn es um die Darmgesundheit geht, und ich höre Sie sagen: »Kein Problem: Ich kaue übertrieben gut, esse keine Zwischenmahlzeiten und abends wenig oder auch mal gar nicht. In ein paar Monaten ist mit meiner Verdauung wieder alles in Ordnung.« Genau diese paar Monate sind aber für viele Menschen ein Problem. Geht es nicht schneller, fragen sie!

Im Folgenden werde ich Ihnen ein Programm ans Herz legen, das sich bereits über viele Jahre bewährt hat. In den vergangenen 20 Jahren, in denen ich auf diesem Gebiet tätig bin, war nicht alles sofort erfolgreich, neue Erfahrungen und Studien ließen mich hin und wieder umdenken.

Ob die vorgeschlagenen 10 Tage für Ihren Darm und Ihre Gesundheit ausreichend sind, hängt von einigen Faktoren ab. Der wichtigste ist Ihr momentaner Gesundheitszustand und ob Sie professionelle Hilfe brauchen. Werden Sie seit Kurzem oder schon längere Zeit von Beschwerden geplagt, die den Darm oder ein anderes Organ betreffen, oder nehmen Sie regelmäßig Medikamente ein, dann müssen Sie sich an einen ganzheitlichen Darmspezialisten wenden, der Ihnen hilfreich zur Seite steht.

Ein anderer Faktor ist die Frage, zu welchem Menschentyp Sie gehören, wenn es um die Gesundheit geht. Gehören Sie zu denen, die ihre Gesundheit belasten, maßlos leben und trotzdem fröhlich das 90. Lebensjahr erreichen? Oder gibt es die vielleicht gar nicht? Meist sind es die maßvollen Menschen, die gesund ein hohes Lebensalter erreichen. Für maßlose Menschen ist es häufig unvorstellbar, das richtige Maß zu finden. Leider ändert sich diese Einstellung erst, wenn eine ernste Erkrankung am Horizont aufzieht.

Erfreulicher ist, dass viele Menschen, wenn sie die Zusammenhänge erkannt haben, bereit zur Veränderung sind. Wenn Sie also erkennen, auf welche Art und Weise Sie mit Ernährungs- und Gesundheitsfragen umgehen, sind Sie schon einen Schritt weiter. Wie würden Sie sich beschreiben? Meine »Typenlehre« bedient sich übrigens der Fremdwörter – »Tox« ist das Giftige, »Detox« meint die Entgiftung –, die in diesem Zusammenhang in der deutschen Sprache gebräuchlich sind. »Lost« hat nichts mit der gleichnamigen amerikanischen Fernsehserie zu tun, auch wenn die Darsteller auf ihrer Insel genauso verloren sind wie der »Lost«-Typ mit Ernährungsfragen.

Der »TOX«-Typ: Er ist furchtlos wie Tarzan und erlaubt sich alle nur möglichen Essfehler, er meint, dass nichts ihm schaden könne. Wie in der Steinzeit kümmert er sich nur ums blanke Überleben, die gesunde Auswahl war damals auch keine Option. Allerdings scheint er zu vergessen, dass damals weder unmäßige Mengen an Zucker zur Verfügung standen noch ein Fast-Food-Restaurant an jeder Ecke. Und dann gibt es für ihn noch Medizinmänner, an die er glaubt und die schließlich Bescheid wissen, wie mit den Folgen umzugehen ist. Wenn er seinen ersten Herzinfarkt überlebt, besteht die Chance, dass er beginnt, sich um die Ernährung und den Darm zu kümmern und ein anderer Typ zu werden. Ein Fitnessprogramm für den Darm ist für den TOX-Typ keine Option. Möglicherweise leidet er unter seiner Vitalität, die ihn lange am Leben erhalten hat, oder einfach unter einem Organismus, der ihm zu spät sagt, wann es genug ist.

Der »TOX-DETOX«-Typ: Seine Fehler macht er gerne und ist sich über die möglichen Folgen durchaus bewusst. Er liebt diese Art zu leben, weiß aber, dass es auf Dauer gesundheitlich nicht gut gehen kann. Möglicherweise hat er es schon am eigenen Leib gespürt, dass sein Körper Pausen braucht. Bei seinen regelmäßigen Detox-Programmen nimmt er sich vor, ein bisschen was zu ändern, am Ende siegen jedoch wieder und wieder die Bequemlichkeit oder sonstige innere Schweinehunde. Immerhin erlebt er kleine Verbesserungen. Wenn die Pausen lange genug sind und er immer wieder sein Programm durchzieht, Vergiftung und Entgiftung sich die Waage halten, ist der »TOX-DETOX«-Typ in der Lage, gesund alt zu werden. Das Fitnessprogramm für den Darm ist für ihn bald ein lieb gewordener Lebensbegleiter.

Der »DETOX«-Typ: Das ist der gesunde Mensch an sich. Maßvoll zu sein, macht ihm Freude, mit Ernährung kennt er sich gut aus, Sport treibt er regelmäßig. Gesundheitlich kann ihn nichts aus der Ruhe bringen. Wenn er unwissentlich Fehler macht, minimiert er sie sofort nach geeigneten Informationen. Er macht Pausen, weil er merkt, dass sein Akku nur noch zu 80 Prozent aufgeladen ist. Bei den Programmen für den Darm ist er vielleicht etwas überrascht darüber, dass der Darm etwas mit Ernährung zu tun hat, aber er baut auch dann alles Mögliche in seinen Alltag ein. Das Programm festigt sein bereits ausgeprägtes Gesundheitsbewusstsein, er macht es mit Freude, um noch fitter zu werden.

Der »LOST«-Typ: Verloren ist er auf der Suche nach immer neuen Ernährungsformen, um entweder sein Gewicht oder seine Beschwerden dauerhaft in den Griff zu bekommen. Er findet nie eine gesunde Basis. Seine Versuche sind meist zu einseitig und auf Dauer nicht durchführbar. Dem »LOST«-Typ, der immer offen ist für Programme, könnte mein Programm helfen, seine Gesundheit und sein Gewicht zu stabilisieren.

Wenn Sie sich hier nicht wiederfinden, liegt das daran, dass diese Typisierung keinerlei Anspruch auf Vollständigkeit hat.

Das 10-Tage-Darmdetox-Programm

Mancher meint, das größte Problem, ein derartiges Entgiftungsprogramm zu Hause im Alltag durchzuführen, sei ein voller Kühlschrank. In einem Singlehaushalt ist es ein Leichtes, den Kühlschrank zu leeren. Wenn der Rest der Familie allerdings weiteressen möchte, ist das nicht ganz so einfach.

Und genau das ist das Problem: Es sind die Freunde, die Familie, alle Menschen, von denen man in dieser Zeit abgekoppelt sein wird, wenn man ihnen nicht beim Schlemmen zuschauen möchte. Angehörige religiöser Gemeinschaften haben es da leichter, weil für sie spezielle Zeiten gemeinsamen Fastens festgelegt wurden.

Dafür gibt es eine einfache Lösung! Machen Sie sich auf die Suche nach Mittätern. Fordern Sie Freunde und/oder Familienmitglieder zum Mitmachen auf, und legen Sie den Starttermin fest. Treffen Sie sich während des Programms regelmäßig, und tauschen Sie Ihre Erfahrungen aus. Dadurch wird es Ihnen leichtfallen, mit Freude und Spaß durchzuhalten und Ihre Erfolge zu teilen.

Und wenn Sie von vielen »TOX«-Typen umgeben sind? Vielleicht schaffen Sie es, dass manch einer von denen über seinen Schatten springt. Er wird Ihnen dankbar sein.

Was Sie brauchen und was nicht

Zunächst einmal brauchen Sie 10 stressfreie Tage und die Aussicht auf täglich 8 Stunden Schlaf. In einer privat oder beruflich aufreibenden Phase ist dafür kein Platz! Wie bereits erwähnt, sind möglichst viele Freunde oder Familienmitglieder, die mitmachen, ein echtes Plus! Und Sie brauchen 2-mal 30 Minuten täglich für die Mahlzeiten, damit das Kautraining funktioniert.

Was brauchen Sie noch? Ausreichend, möglichst nicht sprudelndes Wasser und einige Kräutertees, die Ihnen schmecken. Lemongrass, Bergtee, Basen-Tee, Detox-Tee oder Ähnliches, da gibt es endlose wohlschmeckende Möglichkeiten.

Für die Mahlzeiten benötigen Sie immer einen Kautrainer und ein nährstoff- und vitaminreiches Nahrungsmittel. Im Weiteren nenne ich diese »Go's«, entsprechend »NoGo's«, worauf Sie verzichten müssen. Suchen Sie sich aus, was Ihnen zusagt, und wechseln Sie nach Möglichkeit nicht zu häufig ab. Die monotone Nahrung ist noch schonender als die abwechslungsreiche.

Geeignet fürs Kautraining sind: Nüsse aller Art, Kokosnüsse, trockenes Dinkelbrot, glutenfreies Brot oder eine ebenfalls trockene Dinkelsemmel. Wenn Sie sich für das Brot entscheiden, sollten Sie es im frischen Zustand in Scheiben schneiden und 2 bis 3 Tage trocknen lassen, bis es einen »guten Biss« hat.

Go's sind: Mandelmilch, Sojamilch, Vorzugsmilch (das ist unveränderte Milch), Schafs-, Ziegen-, Kuhmilch- oder Sojajoghurt, selbst gemachter grüner Smoothie oder Wurzelsaft.

Wenn eine strenge Diät aus medizinischen Gründen nicht durchführbar ist oder Sie auf keinen Fall Gewicht verlieren möchten, können Sie folgende Go's zusätzlich essen: Avocado, Putenbrust, Wildlachs, weich gekochtes Ei, Gemüsesuppe, leicht verdauliches, nicht blähendes Gemüse.

Es gibt 4 NoGo's, die in dieser Zeit der Entgiftung, der Reinigung und der Schonung des Darms absolut tabu sind: Zigaretten, Kaffee, Alkohol und Zucker. Sind Sie ein »Tox«-Typ, mag das für Sie furchtbar klingen! Aber nur Mut, wagen Sie eine Veränderung.

Die gesundheitlichen Risiken des Rauchens sind jedem bekannt. Auf den Darm wirkt das Nikotin leicht stimulierend, ein Effekt, der von manchem Raucher mit müdem Darm genutzt wird, um den Stuhlgang anzuregen. Diese Reizungen sind aber während der Schonphase kontraproduktiv, einer von vielen Gründen, auf das Rauchen zu verzichten.

Wenn Sie als Raucher 10 Tage oder länger Ihr Essverhalten ohne Zigaretten trainieren, wird es zu keiner Gewichtszunahme kommen, auch nicht, wenn Sie danach auf das Rauchen verzichten. Versprochen! Einen besseren Zeitpunkt, um aufzuhören, gibt es kaum. Das ist eine Überlegung wert!

Gegen moderaten Kaffeekonsum gibt es aus medizinischer Sicht keine Argumente, aber auch er reizt den Darm und ist aus diesem Grund während des Programms tabu. Er stimuliert den Sympathikus – wie auch Alkohol und Zigaretten. In der Regeneration sollte jedoch der Parasympathikus überwiegen, der Schlaf muss so gut und so tief wie möglich sein, ein weiterer Grund in dieser Zeit, auf den Kaffee zu verzichten.

Kaffeeentzug führt bei vielen Menschen in den ersten 3 Tagen zu Kopfschmerzen, weshalb es sich bewährt hat, auf den Kaffee schon eine Woche vor dem Beginn zu verzichten. Die Kopfschmerzen bekommen Sie dann trotzdem, jedoch längst nicht so ausgeprägt, wie wenn der Entzug mit der Nahrungsumstellung zusammenfällt.

Kleinen Mengen täglichen Alkohols wird zwar Positives zugesagt, aber im Programm müssen Sie darauf verzichten. Die Leber ist froh, sich mal nicht um die Alkoholentgiftung kümmern zu müssen. Auch wird das Histamin neutralisierende Enzym, die Diaminoxidase, durch den Alkoholkonsum vermindert. Selbst wenn Sie während dieser Zeit kein Histamin aufnehmen, spricht doch alles für eine Beeinflussung der Verdauung durch Alkohol, und die ist in der Schonzeit nicht erwünscht.

Zucker ist Gift! Die Schäden, die Zucker bei uns anrichtet, sind so vielseitig wie die von Alkohol und Zigaretten. Natürlich ist auch das vor allem eine Frage der Menge. Bei Ihrem

Fitnessprogramm würde er in Ihren Stoffwechsel eingreifen und zu Hypoglykämien (so nennt man Unterzuckerungen) führen, die Ihnen Hunger und Lust auf Essen vermitteln. Zucker ist ein chemisches Produkt, das unseren Stoffwechsel stört und auf diese Art zu Vitamin-B-Mangel und auch zu Verdauungsstörungen führt. Er hat sicherlich in sehr begrenztem Maß seinen Platz im Alltag, in Ihrem Entgiftungsprogramm hat er nichts verloren.

Erst mal runterkommen!

Eine Woche vor dem Startschuss beginnen Sie mit einer langsamen Umstellung. Wenn Sie während des Programms Ihrer Arbeit nachgehen, ist diese Vorbereitungswoche von besonderer Bedeutung. Sie verhindert, dass Sie sich in den ersten Tagen schlecht fühlen. In dieser Woche beginnen Sie, wenn möglich, die Tage mit einer Dosis Bittersalz von 3 Gramm, einem kleinen gestrichenen Teelöffel. Morgens, nüchtern, in einem viertel Liter warmem Wasser gelöst.

Sie kauen Ihr übliches Frühstück und Ihr Mittagessen übertrieben gut und reduzieren Ihre Abendmahlzeit stark. Wenn es Ihnen möglich ist, verzichten Sie ganz darauf. Auf diese Weise nehmen Sie über die Nahrung weniger Flüssigkeit auf, weshalb Sie täglich 2 bis 3 Liter ungesüßten Tee oder Wasser trinken sollten. Außerdem: den Kaffee weglassen, den Alkohol und die Zigaretten stark reduzieren oder, wenn möglich, ebenfalls streichen.

Nehmen Sie auch in dieser Vorbereitungswoche 2-mal täglich einen schwach gehäuften Teelöffel Basenpulver, in einem viertel Liter Wasser gelöst, zu sich. Auf diese Weise erleben Sie eine sanfte Landung, die bewirkt, dass es Ihnen während der folgenden 10 Tage gut geht.

Die 10 Tage
Idealerweise beginnen Sie das Programm an einem Freitag. Der erste Tag ist gut zu schaffen, auch wenn es ein normaler Arbeitstag ist. Der zweite und dritte Tag sind nicht ganz so leicht, aber es ist ja Wochenende, und Sie haben sich hoffentlich ein ruhiges erstes Wochenende ausgesucht. Vom vierten bis zehnten Tag läuft alles wie am Schnürchen, der Organismus hat begriffen, dass sich etwas geändert hat, und es geht Ihnen von Tag zu Tag besser.

Spülen: Raus mit dem Mist! Sie werden sehen, welch gutes Gefühl sich einstellt, wenn der Darm erst mal leer gespült ist. Jeder Tag beginnt mit einer Bittersalzspülung, 3 Gramm oder einen gestrichenen, kleinen Teelöffel auf einen viertel Liter Wasser, nach dem Aufstehen. Sie werden in den ersten drei Tagen erfahren, wie Ihr Darm darauf reagiert, oder Sie haben es in der Vorbereitungswoche bereits erfahren. 1- bis 3-mal täglich sollten Sie einen breiig bis flüssigen Stuhl produzieren, dessen Geruchsintensität von Tag zu Tag abnimmt. Wenn Sie unter Verstopfung leiden, nehmen Sie am besten die ersten zwei Tage die doppelte Menge. Sollten die Spülungen nicht zufriedenstellend sein, können Sie eine halbe Stunde vor der Mittagsmahlzeit noch einmal eine Portion Bittersalz trinken.

Frühstück und Mittagessen: Für die Mahlzeiten sollten Sie jeweils mindestens 30 Minuten Zeit einplanen. Normalerweise stellt sich ein gutes Sättigungsgefühl nach ungefähr 20 Minuten ein, anfangs kann es ein bisschen länger dauern. Hastiges Essen und schlechtes Kauen führen zu einem nicht lange anhaltenden Sättigungsgefühl, zu weniger Schonung und machen das Programm unnötig schwer.

Denken Sie daran: Ihr Ziel ist es, den Darmkeimen nichts mehr zu essen zu geben. Und Sie sollten nicht nur gut kauen, sondern übertrieben gut kauen! Die Mahlzeiten bestehen immer aus einem Kautrainer und einem Nahrungsmittel (Go's), das Ihnen zusätzlich Vitalstoffe, also Vitamine, Mineralstoffe und Spurenelemente zur Verfügung stellt oder ein paar zusätzliche Kalorien, wenn Sie einen Gewichtsverlust vermeiden möchten. Die Go's brauchen den mit dem Kautrainer produzierten Speichel, um leicht verdaut zu werden, weil sie sich selbst nicht intensiv kauen lassen. Je ärmer an Ballaststoffen, desto besser.

Wie läuft eine Mahlzeit ab? Sie nehmen den Kautrainer, eine Nuss oder einen kleinen Bissen vom luftgetrockneten Brötchen, in den Mund und kauen, bis Sie nur noch Speichelbrei im Mund haben, geben dann eine kleine Menge »Go« dazu, vermischen sie mit dem Speichelbrei und kauen weiter, bis der Bissen im Mund verschwindet. Auf diese Art geht es Bissen für Bissen weiter, bis Sie ein leichtes Sättigungsgefühl erreicht haben. Bitte nichts zum Essen trinken, das vermindert den Schonungseffekt.

Zu Mittag essen Sie das Gleiche wie beim Frühstück. Je monotoner, desto schonender. Wenn Sie sich aus medizinischen Gründen oder aus Sorge vor Gewichtsverlust für die milde Variante entscheiden und mittags Gemüsesuppe oder Gemüse essen, sollten Sie das so monoton wie möglich halten – mit nicht mehr als 2 Sorten, zum Beispiel: Kartoffeln und Karotten oder Kartoffeln und Fenchel, kein blähendes oder grobfasriges Gemüse wie Lauch-, Kraut-, Kohlgemüse, Zwiebeln, Hülsenfrüchte.

Bereiten Sie keinesfalls eine bunte Gemüseplatte zu, denn je abwechslungsreicher, desto höher das Risiko, dass etwas dabei ist, was nicht ganz so gut vertragen wird und eine Schonung ausschließt. Auch zum Gemüse immer ein Kautrainer, sonst werden Sie nicht lang anhaltend satt.

Zwischen den Mahlzeiten: Trinken Sie zwischen den Mahlzeiten, und beginnen Sie etwa eine halbe Stunde nach einer Mahlzeit. 2 bis 3 Liter sollten es täglich sein. Bei schweißtreibenden Tätigkeiten wie Sport oder einem Saunabesuch müssen Sie die verloren gegangene Flüssigkeitsmenge noch hinzurechnen. Pro Saunagang verliert der Mensch bei normaler Hautfunktion ungefähr einen halben Liter. Ein bisschen Sport und 2 Saunagänge, und schon sind Sie bei 3,5 bis 4,5 Liter Flüssigkeitsverlust. Ihr Wohlbefinden hängt in dieser Zeit noch mehr als im Alltag von ausreichender Flüssigkeitszufuhr ab. Die Niere ist ein herausragendes Entgiftungsorgan: Geben Sie ihr Arbeit!

Und Ihr Bauch? Sollten Sie das Glück haben, in der Nähe eines ganzheitlichen Darmspezialisten zu wohnen, und sich entschieden haben, das Programm auf diese Weise professionell begleiten zu lassen, werden Sie in dieser Zeit 3 bis 5 medizinische Bauchbehandlungen nach F. X. Mayr erhalten. Sie haben dann auch die Möglichkeit, nach Rücksprache mit dem Arzt auf ein längeres Programm zu wechseln, wenn es Ihr Verdauungs- und Gesundheitszustand erfordern. Da meist nur der Anfang des Programms schwerfällt, ist eine Verlängerung, wenn notwendig, kinderleicht zu bewältigen.

Sport, Wellness, Sauna: Treiben Sie während der 10 Tage etwas weniger Sport als im Alltag. Wenn Sie jedoch im Alltag sowieso keinen Sport treiben, werden Sie denken: bestens! Das ist jedoch ein Irrtum! Sind Sie ein Bewegungsmuffel, müssen Sie nun daran etwas ändern und sich einfach ein bisschen mehr bewegen. Dafür gibt es jenseits sportlicher Unternehmungen einfache Möglichkeiten: Nehmen Sie die Treppe statt des Aufzugs, und gehen Sie zu Fuß, wenn Ihr Ziel in der Nähe liegt. Nur 1 Bus-, Tram- oder U-Bahn-Station ist immer auch gut zu Fuß zurückzulegen.

Während des Programms sind Antrieb und Energie ausreichend vorhanden. Was aber durch die geringe Nahrungsaufnahme häufig abhandenkommt, ist die Ausdauer. Wechseln Sie deshalb Sport und Ruhetage ab, Ihr Ziel ist Regeneration und Entgiftung, die Vorbereitung auf den nächsten Marathon kann 10 Tage warten.

Die Entgiftung über die Haut können Sie mit Saunagängen oder Dampfbädern unterstützen. Hierbei schleusen Sie unter anderem im Schnellgang Nikotin aus Ihrem Körper, wodurch Sie die Lust auf die nächste Zigarette – hoffentlich – verlieren. In den ersten Tagen ist der Schweiß oft klebrig und übel riechend, was aber bald verschwindet.

Psycho am Abend: Das Abendessen wegzulassen, ist in diesen 10 Tagen erst mal schwierig. Es kann aber gelingen, abends auf Dauer nichts zu essen, wenn man nur einmal den Anfang gemacht hat. Ich habe viele Patienten, die durch ihren niedrigen Grundumsatz bedingte Gewichtsprobleme mit nahezu vollständigem Weglassen der Abendmahlzeit konstant unter Kontrolle haben. Mit »Grundumsatz« bezeichnet und misst man die tägliche Energiemenge, die der Körper zur Aufrechterhaltung seiner Funktionen benötigt. Wer einen niedrigen Grundumsatz hat, braucht weniger Kalorien, nimmt also schneller zu, wenn er nicht aufpasst.

Gewohnheiten sind schwer zu brechen, und Essen gehört grundsätzlich nicht zu den unangenehmsten Gewohnheiten. Aus diesem Grund wird sich Ihr Gewohnheitstier – ein kleines freundliches Männlein, das in Ihrem Magen wohnt – in den ersten Tagen einmischen und fordern, was es für richtig hält: »Was machst du denn? Es wäre doch viel angenehmer, etwas Köstliches zu essen, ein schönes Glas Rotwein zu trinken und danach vielleicht noch eine Zigarette zu rauchen! Schließlich lebst du nur einmal! Wie dumm bist du denn?«

Doch im Augenblick geht es nicht um »angenehm«, Sie haben sich auf das Programm eingelassen, um gesund zu bleiben oder nicht mehr krank zu sein. Ihr Ziel vor Augen, antworten Sie deshalb: »Lass mal gut sein. Wenn du jetzt Ruhe gibst, bekommst du ja vielleicht bald wieder, was du willst!« Daraufhin trinken Sie ein Glas Wasser oder eine Tasse Kräutertee. Das kleine freundliche Männlein kapiert ziemlich schnell, was vorgeht, und nach 2 bis 3 Tagen gibt es Ruhe. Manchmal gibt es vielleicht etwas hartnäckigere kleine Männlein, aber auch die haben bald verstanden und respektieren Ihren Entschluss. Falls Sie schon ein »Wiederholungstäter« sind, werden Sie erlebt haben, dass sich das Männlein gleich gar nicht mehr meldet.

Grundprinzip des 10-Tage-Detox-Programms ist: Unbedingt den Darm abends in Ruhe lassen! Kräutertee, Wasser oder eine köstliche Gemüsebrühe sind erlaubt und helfen Ihnen, ein Hungergefühl zu unterdrücken. Wenn Sie außerdem die Brühe oder den Tee löffeln, anstatt zu trinken, vermitteln Sie sich das Gefühl, etwas zu essen. Auf diese Weise fällt es noch leichter, Entzugserscheinungen zu vermeiden.

Nachspiel
Die 10 Tage sind vorbei, und das war leichter, als Sie gedacht haben. Sie haben gelernt, maßvoll zu essen und immer bei einem leichten Sättigungsgefühl die Mahlzeit zu beenden. Sie haben außerdem auf Zwischenmahlzeiten verzichtet, am Abend den Darm in Ruhe gelassen und ausreichend getrunken. Sie haben die »NoGo's« gestrichen, und Sie fühlen sich frisch und entgiftet. Wenn Sie morgens aufwachen, sind Sie wach, wie es nach einem erholsamen Schlaf sein sollte.

Abhängig davon, welcher Typ Sie sind, haben Sie sich vielleicht auch vorgenommen, von nun an Ihren Ernährungsstil zu ändern. Aber Vorsicht! Eins nach dem anderen! Denn es ist möglich, in kurzer Zeit viel zu ändern, bald werden Sie jedoch merken, dass Sie davon überfordert sind. Und Sie werden in Ihr altes Muster zurückfallen. Deshalb sollten Sie sich nur eine Änderung vornehmen und sich darauf konzentrieren.

Wenn Sie nicht zu den wenigen gehören, die von klein auf gut kauen, ist das gute Kauen aus meiner Erfahrung zwar die schwerste Aufgabe, aber auch die mit den weitreichendsten Folgen für Ihre Gesundheit. Wenn Sie einmal in der Woche einen Tag einlegen, an dem Sie sich bei normaler Kost auf das Kauen konzentrieren und das Abendessen streichen, wird Ihnen das bereits eine große Hilfe sein.

Führen Sie in der Woche danach das Kautraining täglich fort, indem Sie wie bei Nüssen oder altem Brot übertrieben kauen. Die nahezu normale Kost eine Woche lang genauso übertrieben zu kauen, ist Training für Fortgeschrittene, zu denen Sie sich nun zählen.

Erweitern Sie Ihr Frühstück mit leicht verdaulichem Obst – Banane, Papaya, Blaubeeren oder ein wenig Mango sind besonders geeignet. Ein Frühstücksei ist auch wieder eine erlaubte Bereicherung.

Mittags essen Sie leicht verdauliches, nicht blähendes Gemüse und als Beilage etwas Fisch, Geflügel, Reis oder Nudeln. Dreiviertel des Tellers sollte immer mit Gemüse bedeckt sein, das übrige Viertel teilen sich die Beilagen.

Abends sollten Sie versuchen, wenigstens noch ein paar Tage nicht zu essen, denn das Programm sollte langsam auslaufen. Und danach sollten Sie an ein paar Abenden nur eine Gemüsesuppe essen.

Das Bittersalz nehmen Sie in dieser Woche noch jeden zweiten Tag am Morgen vor dem Frühstück, das Basenpulver noch 2-mal täglich, morgens und mittags eine halbe Stunde vor dem Essen.

Trainings- und Ruhetag für den Darm

In der sehenswerten Dokumentation des BBC »Eat, Fast and Live Longer« macht sich der Reporter Michael Mosley auf die Suche nach einer Möglichkeit, den durch übermäßige Ernährung bedingten Zivilisationserkrankungen – Herzinfarkt, Schlaganfall, Diabetes und Krebserkrankungen – den Garaus zu machen.

Als ich das erste Mal von dieser Dokumentation hörte, dachte ich, jetzt warst du 20 Jahre auf dem Holzweg. Es gehen schnelles Essen und langes Leben Hand in Hand? Als ich dann den Titel genau las, fiel mir ein Stein vom Herzen, und mir wurde bewusst, wie wichtig ein Komma sein kann.

Michael Mosley ist von den positiven Wirkungen des Fastens überzeugt, kann sich jedoch nicht vorstellen, seinen Lebensstil zu ändern. Deshalb schlägt er vor, 5 Tage in der Woche alles beim Alten zu belassen und die übrigen 2 Tage zu fasten. Schwer vorstellbar, dass das jemandem auf Dauer wirklich hilft. Die ersten zwei Fastentage, davon besonders der zweite, sind nie angenehm. Das Denken fällt schwer, die Glieder sind müde, und häufig stellen sich zudem noch Kopfschmerzen ein. Wenn Sie das 52-mal im Jahr ertragen müssen, würden Sie spätestens nach 2 Monaten sagen: »Da sterbe ich lieber früher!«

Dagegen hat sich in der Praxis ein einziger »Schontag« in der Woche bewährt, an dem morgens und mittags normale Kost übertrieben gekaut wird, wodurch sich die Nahrungsaufnahme stark reduziert und trotzdem ein gutes Sättigungsgefühl erreicht wird. Nach dem Mittagessen lassen Sie dann Ihren Darm bis zum nächsten Morgen in Ruhe. An diesem einen Tag ist das Kautraining angesagt, was Ihnen eine große Hilfe sein wird, um auf Dauer ohne großes Nachdenken richtig, das heißt magen- und darmfreundlich, zu kauen.

Wichtig ist, diesen Tag verbindlich festzulegen. Es sollte immer derselbe Tag in Ihrem Kalender markiert sein. Überlassen Sie es nicht dem Zufall, denn es gibt eine Millionen Gründe, ihn immer wieder zu verschieben.

Montag ist für viele Menschen der richtige »Schontag«, um sich auf diese Art vom Wochenende zu erholen. Aber auch der Sonntag ist zu empfehlen: Ein bisschen später frühstücken, ein wenig später zu Mittag essen, da fällt es am Abend nicht schwer, auf feste Nahrung zu verzichten. Als hilfreich erwiesen hat es sich, an diesem Tag morgens nüchtern Bittersalz in geringer Dosierung zu trinken, um die Peristaltik des Darms zu verbessern und den Darm etwas zu spülen.

Und mein Gewicht?

Vorrangiges Ziel bei dem 10-Tage-Fitnessprogramm ist die Regeneration des Darms und die Entgiftung. Bei einer reduzierten Kostform, bei der Sie täglich nicht mehr als 500 Kilokalorien zu sich nehmen, verlieren Sie Gewicht. Und weil Sie so fleißig kauen, müssen Sie nicht einmal hungern. In 10 Tagen sind das, abhängig von Ihrem Grundumsatz und der im Alltag und bei sportlichen Aktivitäten zusätzlich verbrauchten Energie, ungefähr 1,5 bis 4 Kilogramm Fett.

Solange Sie Fettreserven haben, generiert der Körper notwendige, nicht mit der Nahrung aufgenommene Energie aus diesen. Erst wenn Sie die Fettreserven aufgebraucht haben, holt er sich die Energie aus dem Eiweiß und baut dadurch nicht nur Muskulatur, sondern den ganzen Organismus ab. So weit dürfen Sie es natürlich nicht kommen lassen. Wenn Sie in diesen 10 Tagen weniger Sport treiben als gewohnt, bauen Sie Muskulatur ab, wenn Sie sich mehr belasten, bauen Sie diese auf. Das verhält sich wie unter normalen Kostverhältnissen.

Die Diät ist in diesen 10 Tagen relativ salzarm, wodurch Sie in den ersten Tagen das im Gewebe eingelagerte Wasser verlieren. Salze binden im Körper das Wasser, halten es sozusagen fest. Wenn Sie im Alltag gerne deftig essen, zum Beispiel Wurst und salzige Soßen, können das 4 Liter Wasser sein, die sich zu dem Fettverlust addieren. Das ergibt einen gesamten Gewichtsverlust von 1,5 bis 8 Kilogramm.

Würden Sie sofort nach den zehn Tagen wieder genauso salzig essen, hätten Sie die 4 Liter Wasser auch gleich wieder im Gewebe, und würden Sie danach Ihre früheren Gewohnheiten unverändert aufnehmen, hätten Sie in wenigen Wochen wieder das gleiche Gewicht wie zuvor.

Ihr Körpergewicht spiegelt sehr exakt wider, wie viel, wann und was Sie essen und wie viel Sport Sie treiben. Trotzdem machen viele Menschen eine Diät nach der anderen, ändern auf Dauer nichts und wundern sich, dass sie immer das gleich hohe oder ein noch höheres Gewicht haben. Es hat sich mittlerweile herumgesprochen, dass dieser sogenannte Jo-Jo-Effekt Diäten zur Gewichtsabnahme sinnlos macht, wenn nicht grundsätzlich etwas an der Ernährungsweise geändert wird. Während der Reduktionsdiät schaltet der Körper auf »Hilfe, ich verhungere!«. Dadurch wird der Stoffwechsel gedrosselt. Wenn danach gleich wieder gegessen wird wie zuvor, lagert er erst mal ein, was das Zeug hält.

Zurück zu unserem Programm: Stellen Sie sich am Anfang und am Schluss des Programms morgens nüchtern und nach dem Toilettenbesuch mit Darmentleerung auf die Waage. Tägliches Wiegen macht keinen Sinn und Sie nur verrückt. Da Sie viel trinken, kommt es im Organismus zu Wasserschwankungen. Sie essen wenig und haben ein paar 100 Gramm mehr auf der Waage? Kein Wunder, denn das getrunkene Wasser hat zum Beispiel noch nicht über die Blase den Körper verlassen. Tägliches Wiegen führt nicht gerade einen Motivationsschub herbei.

Ein Szenario im Alltag: Sie hatten am Abend einen besonderen Anlass und haben viel und gut auswärts gegessen. Mit Salz wird da nicht unbedingt gespart, es macht das Essen leckerer, und zudem wird dadurch der Getränkekonsum angekurbelt. Das Salz schleust das Wasser ins Gewebe, und da ist es am nächsten Morgen noch immer zu finden. Morgens, den Darm entleert, stellen Sie sich auf die Wage und haben 2 Kilogramm mehr als 24 Stunden zuvor. Besser kann ein Tag nicht anfangen! Die 2 Kilogramm sind allerdings zum größten Teil »nur« Wasser. 1 Kilogramm Fett entspricht ungefähr 8000 Kilokalorien. Wäre es Fett, dann hätten Sie am Tag zuvor 16 000 Kilokalorien zu viel gegessen, das entspricht ca. 5 Kilogramm Rinderfilet, dazu jeweils 8 Kilogramm Kartoffeln und Karotten – kaum denkbar, dass Sie diese Berge am Abend gefuttert haben!

Das Gewicht reduziert sich auf Dauer darüber, was Sie essen, wie Sie essen und wann Sie essen. Wesentlichen Einfluss haben:

1. Zucker (damit ist nicht ein Stück Schokolade als Nachtisch gemeint)
2. Getreide, also vor allem Brot und Nudeln
3. die Zwischenmahlzeiten
4. das Abendessen als Hauptmahlzeit
5. das Kauen

Also: Meiden Sie Industriegetränke (voller Zucker!), essen Sie wenig Brot und andere Getreideprodukte, kauen Sie gut, dadurch essen Sie weniger und erreichen ein länger anhaltendes Sättigungsgefühl, essen Sie möglichst nicht zwischen den Mahlzeiten und abends wenig – dann haben Sie ein normales Gewicht.

All die schönen Magazine suggerieren uns unermüdlich: Mäßiger Sport ist gesund, trainiert die Muskulatur und den Kreislauf. Völlig richtig! Er ist aber auf Dauer nicht dazu geeignet, das Gewicht zu reduzieren. Wenn Sie nicht gleichzeitig Ihre Essgewohnheiten ändern, wird sich Ihr Gewicht nicht stabilisieren.

So eignet sich das Stück Kuchen, das Sie sich vielleicht genehmigen, weil Sie gerade so fleißig trainiert haben, ganz und gar nicht für Ihre Gewichtsreduzierung. Mit extrem viel Sport können Sie tatsächlich kurzfristige Ergebnisse erreichen. Da Sie aber vermutlich nicht die nächsten Jahrzehnte jede Woche x-mal intensiv trainieren, wird sich ein sportliches Fitness-Programm kaum dauerhaft auf Ihr Gewicht auswirken.

Ändern Sie nicht Ihre Essgewohnheiten, klettert Ihr Gewicht unweigerlich wieder nach oben. Davon sind Sie verständlicherweise frustriert und werden anschließend noch mehr Kuchen essen. Damit ist der Teufelskreis perfekt, der schlecht gelaunt und dick macht.

Tipps und Rezepte kurzgefasst

Ärztliche Voruntersuchungen, wenn Sie Beschwerden haben:

» Atemtest auf Fruktose- und Laktose-Intoleranz
» Messung des Histamin- und Diaminoxidase-Spiegels im Blut
» Zöliakie-Test
» Zonulin-Nachweis im Blut oder Stuhl
» Nachweis von Blut und Tumor-M2-Pyruvatkinase im Stuhl
» Ultraschall-Untersuchung des Bauchraums
» Darmspiegelung

Bei positiven Befunden das Programm nur mit ärztlicher Begleitung durchführen!

NoGo's während des Programms:

» Zigaretten
» Alkohol
» Kaffee
» Zucker

In der Vorbereitungswoche:

» bereits auf die NoGo's verzichten
» mit dem Kautraining beginnen – und Sie sind früher satt

- morgens Bittersalz (1 gestrichener Teelöffel in warmem Wasser auflösen)
- morgens und mittags Basenpulver (1 schwach gehäufter Teelöffel in Wasser auflösen)
- keine oder sehr reduzierte Mahlzeit am Abend

Das ist die »Gewöhnungswoche«, um das Programm gut zu vertragen!

Was Sie während des 10-Tage-Programms brauchen:

- verständnisvolle Freunde
- je 30 Minuten Zeit für die Mahlzeiten
- Bittersalz
- Basenpulver
- Kautrainer – damit sind Sie früher satt, und der Magen bekommt nicht so viel Arbeit
- grob geschnittene Kokoschips
- Kokosnuss
- Mandeln, Walnüsse, Cashewkerne
- trockenes helles Dinkelbrot oder Dinkelbrötchen
- glutenfreies trockenes Brot
- Go's
    - Mandel- oder Nussmilch
    - Sojamilch
    - Joghurt (aus Soja, Schafs-/Ziegen-/Kuhmilch)
    - Vorzugsmilch
    - selbst gemachter roter und grüner Smoothie
    - Wurzelsaft/Wurzelgemüsebrühe

Was in der Woche danach zusätzlich gut für Sie ist:

- Banane, Papaya, Blaubeeren, Avocado
- Haferbrei, Hirsebrei
- nichtblähendes Gemüse
- Reis
- Fisch, Geflügel

Einkaufstipps:

- » ungesalzene (!) Nüsse und auch das Gemüse aus dem Bioladen
- » Kokoschips von »Flores« haben den besten Biss
- » glutenfreies Brot von »www.mein-gesundes-brot.de« ist getoastet sehr gut zu kauen
- » als Brot am besten helles Dinkelbrot oder Dinkelbrötchen (keinesfalls Vollkornprodukte)
- » Milch immer »Vorzugsmilch«
- » Basenpulver: Aria bas® von »www.ariashop.de« setzen wir seit Jahren ein
- » Bittersalz: Aria bis® von »www.ariashop.de« setzen wir seit Jahren ein

Rezepte, die leicht selbst zu machen sind:

- » **Mandelmilch**
  - » 1 Tasse geschälte Mandeln (oder andere Nüsse)
  - » 1/3 Liter Wasser
  - » 1/3 Liter Kokoswasser
  - » 1–2 Datteln

Die Mandeln über Nacht in Wasser einweichen, Wasser abgießen und die Mandeln mit den entkernten Datteln und ein wenig Wasser gut mixen. Restliches Wasser und Kokoswasser hinzugeben, noch einmal durchmixen. Die Mandelmilch mit einem Mulltuch oder engem Sieb (z. B. Teeli®) filtern. Vor dem Verzehr umrühren.
Die Mandelmilch ist 4 bis 5 Tage im Kühlschrank haltbar.

- » **Roter Smoothie (Frühstück)**
  - » 1/2 mittelgroße Bio-Banane (ca. 50g)
  - » 1 Handvoll Bio-Blaubeeren (ca. 50g)
  - » 1/2 Teelöffel Mandelmus (ca. 4g)
  - » 150 ml Kokoswasser

(ca. 100 kcal, 3g Fruktose) Alles in den Mixer – und fertig!

- **Grüner Smoothie (Mittagessen)**
  - 1 Handvoll gemischte Wildkräuter (Löwenzahn, Gänseblümchen, Klee, Brennnessel – oder was gerade wächst)
  - 1 Handvoll Spinat oder Rote-Bete-Blätter (ca. 25g)
  - 1/2 Avocado (ca. 25g)
  - 1/2 Banane (ca. 25g)
  - ca. 150 ml Kokoswasser je nach gewünschter Konsistenz
  - eine Prise Salz und Pfeffer

Alles in den Mixer – und fertig!

- **Gemüsebrühe**
  - 700 g frisches Wurzelgemüse (Sellerie, Petersilienwurzel, Karotten, Fenchel, Pastinaken)
  - 1 Bund Petersilie
  - 1 Teelöffel Pfefferkörner
  - 1 Handvoll gemischte Wildkräuter (Löwenzahn, Gänseblümchen, Klee, Brennnessel – was gerade wächst)
  - 2 Liter Wasser

Alle Zutaten sehr klein schneiden und 30 Minuten im Wasser köcheln lassen. Mit einem Sieb abgießen. Bei Bedarf mit Streuwürze aus dem Bioladen (ohne Glutamat und Geschmacksverstärker!) nachwürzen.

Essen, was verdaulich ist – die richtige Kost für Sie und Ihren Darm

Die gesunde, natürliche Ernährung ist eine wichtige Voraussetzung, um gesund zu sein, es zu werden und zu bleiben. Sie ist das entscheidende Fundament für die Fähigkeit des Körpers, sich selbst zu heilen.

Kaum ein Bereich wird in der Medizin so konträr diskutiert wie die gesunde Ernährung. Das liegt daran, dass es sicherlich nicht nur einen einzigen Weg gibt, sich gesund zu ernähren. Der Mensch ist anpassungsfähig und konnte über Jahrtausende zeigen, dass er auch unter extremen Bedingungen überlebensfähig ist. Ein paar Voraussetzungen müssen dabei aber erfüllt werden.

Die Qualität unserer Nahrungsmittel muss gewährleistet sein, die Nahrung muss verdaulich sein, und wir müssen Maß halten. Die Unmäßigkeit ist die Quelle vieler Krankheiten. Auf die Frage nach dem Geheimnis von Gesundheit und hohem Alter antwortete der Japaner Jiroemon Kimura: »Mäßig essen.« Er starb im Alter von nahezu 117 Jahren. Unmäßigkeit und schlechte Verdauung gehen Hand in Hand, wir können das auf der Toilette riechen und aus unserem Stuhl lesen.

Aber vor allem müssen wir uns davor hüten, einer fatalen Verwechslung zu erliegen. Um uns gesund zu ernähren, genügt es nicht, dem Organismus gesunde Nahrung zuzuführen. Unser Darm muss diese Nahrung in seine kleinsten Bestandteile zerlegen und dem Körper zuführen. Das bedeutet: keine gesunde Ernährung ohne eine funktionierende Verdauung. Ist der Verdauungstrakt müde und leistungsschwach, dann muss er über ein Fitnessprogramm gestärkt werden, sonst kann es dazu kommen, dass er aus der hochwertigsten Nahrung kaum brauchbare Energie gewinnt.

Welche Möglichkeiten haben wir, die für uns richtigen Nahrungsmittel auszuwählen?

Dazu ist es notwendig, sich daran zu erinnern, an welches Nahrungsmittelmuster sich der Mensch in den letzten paar Jahrtausenden gewöhnt hat. Damit liegen wir dann schon mal einigermaßen richtig.

Stellen Sie sich Fische in einem Aquarium vor. Sie sind an einen ganz bestimmten Speiseplan gewöhnt. Wenn Sie die

Fische mit etwas füttern, was Sie so in der Küche finden, dann werden Sie die meisten von ihnen am nächsten Morgen leblos an der Oberfläche treiben sehen.

Wir sind natürlich keine Fische, wir sind Allesesser. Aber unsere Nahrung und unser Essverhalten haben sich in den letzten 50 Jahren mehr verändert als in den Tausenden Jahren zuvor. Wenn wir uns die Häufigkeit der Stoffwechselerkrankungen – Gicht und Diabetes, Herz-Kreislauf-Erkrankungen, die mit Bluthochdruck beginnen und zu Schlaganfall und Herzinfarkt führen, sowie ernährungsbedingte Krebserkrankungen –, wenn wir uns das alles vor Augen halten, müssen wir uns eingestehen, dass da etwas in die falsche Richtung läuft.

Was genau hat sich bei unserer Ernährung so drastisch verändert? Die Zahlen überzeugen: Wir essen 10-mal mehr Fleisch und Zucker als vor 100 Jahren. Außerdem Berge an Milchprodukten, die vor nur 150 Jahren nur in kleinsten Mengen auf unserem Speiseplan zu finden waren. Ein Großteil unserer Nahrung wird überdies durch industrielle Prozesse derart verändert, dass unser Darm sich nicht mehr auskennt, keine Muster mehr erkennen kann.

Er bekommt auch viel zu viel und ohne Pausen Nachschub: Wir haben den Rhythmus aus den Augen verloren, nach dem unser Darm tickt. Wir essen zu schnell, zu oft und zur falschen Zeit. In allen Kulturen haben sich die richtigen Esszeiten in Form von Sprichwörtern niedergeschlagen: »Esse morgens wie ein König, mittags wie ein Kaiser und abends wie ein Bettelmann.« In Russland sagt man: »Das Frühstück esse alleine, das Mittagessen teile mit deinem Freund, und das Abendessen schenke deinem Feind.« Die Spanier formulieren es noch drastischer: »De grandes cenas están las tumbas llenas« – große Abendmahlzeiten füllen die Särge.

Durch die Sonne gebräunte Haut setzen wir leicht mit Gesundheit gleich. Die heutige Ernährung im Mittelmeerraum vergleichen wir mit der mediterranen Diät, die sich in vielen Untersuchungen als eine der gesündesten Kostformen bestätigt hat. Dabei dürfen wir nicht vergessen, dass in diesen Ländern seit ungefähr 60 Jahren kaum noch mediterran gegessen wird. Wenn es um Herz-Kreislauf- und Tumorerkrankungen geht, sieht es dort genauso miserabel oder noch schlechter aus als im deutschsprachigen Raum. Schwere Abendmahlzeiten sind dabei nur ein Teil des Problems.

Wir müssen also den richtigen Rhythmus wiederfinden! Hinzu kommt, auch die richtigen Lebensmittel in den richtigen Mengen zu essen.

Die Auswahl muss sich immer auch nach der Leistungsfähigkeit unserer Verdauungsorgane richten. Niemand kann Ihnen mit absoluter Sicherheit sagen, wie Ihr Speiseplan auszusehen hat, dafür ist jeder Verdauungstrakt zu individuell, es gibt Vorlieben und Gewohnheiten, die immer mit beachtet werden müssen.

Deshalb haben Sie vielleicht die Nase voll, wenn es um Diäten geht: Meist werden sie für alle vorgeschlagen, und das ist eben nicht möglich. Es gibt zwei Arten von empfohlenen Diäten.

Bei der einen geht es um Gewichtsverlust und nichts weiter. Diese Diäten sind meist zeitlich begrenzt, und wenn danach alles so weitergeht wie zuvor, ändert sich am Ende rein gar nichts. Würden Sie sich mit einer solchen Diät ein Leben lang ernähren, hätten Sie bald keinen Spaß mehr daran, und zudem wäre es häufig sehr ungesund. Die gesunde, gut verdauliche Ernährung ist etwas anderes und eine Diät fürs Leben.

Die andere Diät sind Empfehlungen, die sehr extrem in eine

Richtung gehen und deshalb nicht für jedermann sind. Ein solches Beispiel ist die vitalstoffreiche Vollwertkost nach Max Otto Bruker. Er war ein deutscher Arzt, der naturbelassene Lebensmittel propagierte, was an sich eine gute Idee ist. Die groben Vollkornprodukte haben allerdings vielen nicht so leistungsfähigen Därmen ordentlich zugesetzt. Richtig müde Därme haben eine Zeit lang davon profitiert, weil durch den Reiz gasbildender, bakterieller Prozesse die Verdauungszeit verkürzt wurde. Aber einen müden Esel durch die Prärie zu peitschen, geht nun mal meist nicht sehr lange gut.

Meine Empfehlungen? Sie können essen, was Ihnen bekommt – Hauptsache gut gekaut, damit gut verdaut, und im richtigen Maß! Nichts zwischen den Mahlzeiten, und wenn Sie müde sind, möglichst wenig. Ihre tägliche Ernährung sollte in der Basis gesund sein, was Sie aber nicht davon abzuhalten braucht, mit viel Freude Fehler zu machen. Wir sind alle nur Menschen. Die Fehler sollten nur nicht die Regel werden.

Ich möchte nun noch auf verschiedene Nahrungsmittel eingehen und Sie auf deren Gesundheitsaspekt, auf ihre Verdaulichkeit und auf das richtige Maß hinweisen.

Alkohol

In vielen Kulturen gehören alkoholische Getränke zu den täglichen Nahrungsmitteln. Die berauschende Wirkung von vergorenen Früchten und Getreide entdeckte der Mensch bereits vor vielen Tausend Jahren. Gleich nach Kaffee und Wasser besetzen alkoholische Getränke Platz 3 unseres Getränkekonsums.

Die von Alkohol ausgehenden gesundheitlichen Risiken werden im Allgemeinen verharmlost. Die Auswirkungen auf den Verdauungstrakt sind den meisten Menschen nicht bekannt. Dass Alkohol süchtig machen kann, ist vielen geläufig, an dem Umgang mit Alkohol ändert dies jedoch in der Regel nichts. Schätzungen zufolge leben im deutschsprachigen Raum fast drei Millionen behandlungsbedürftige Alkoholiker.

Auch wenn sehr geringe Mengen täglich getrunkenen Alkohols das Risiko leicht verringern, einen Herzinfarkt zu bekommen, bewirken große Mengen das Gegenteil und sind häufig die Ursache für Herzrhythmusstörungen. Kaum jemandem ist bekannt, dass größere Mengen Alkohol das Risiko erhöhen, sich eine der vielen möglichen bösartigen Erkrankungen des Verdauungstraktes einzuhandeln. Je näher am Ort der Einnahme, desto höher das Risiko. Krebserkrankungen der Mundhöhle, des Rachens, des Kehlkopfes und der Speiseröhre kommen ebenso häufig vor wie die der Leber und des Dickdarms.

Alkohol ist nicht direkt krebserregend, macht die Zellen aber gegenüber krebserregenden Substanzen anfälliger – er reizt die Schleimhaut, und seine Abbauprodukte wirken sich als Gifte aus.

Alkohol wird im Magen und Dünndarm aufgenommen und zum Teil schon dort, wie später in der Leber, von einem Enzym, der Alkoholdehydrogenase, abgebaut. Auf diese Weise wird der Alkohol in das noch giftigere Azetaldehyd umgewandelt.

Viele der durch chronischen Alkoholmissbrauch bedingten Organschäden sind durch die geschädigte Dünndarmschleimhaut zu erklären, die, wie schon geschildert, durchlässiger wird für nicht vollständig abgebaute Nährstoffe, die ihrerseits zu Immunreaktionen im Organismus führen. Der geschädigte Dünndarm begünstigt das Wachstum von Bakterien, die hier normalerweise nicht zu finden sind. Eine chronisch entzündete Bauchspeicheldrüse und der krankhafte Umbau der Leber, die sogenannte Leberzirrhose – jährlich sterben bei uns

15 000 Menschen daran –, sind häufige Folgen des Alkoholmissbrauchs.

Wer süchtig wird und wer davon verschont bleibt, ist von sehr vielen Faktoren abhängig und nicht vorhersehbar. Umwelteinflüsse, Verhaltensnormen und individuelle Toleranz sind wichtige Faktoren, die den Verlauf bestimmen. Für den einen kann ein Glas Wein genauso ungesund sein wie für den anderen ein ganze Flasche davon. Aus diesem Grund ist es medizinisch nicht vertretbar, eine bestimmte Menge als unbedenklich oder gar als gesund für jeden zu beschreiben, und dementsprechend unmöglich, das allgemein richtige Maß festzulegen.

Wenn Sie bei regelmäßigem Alkoholkonsum mit Störungen des Verdauungstraktes zu tun haben, egal welcher Art, ist es sinnvoll, den Konsum für eine Weile einzustellen und zu beobachten, ob sich dadurch die Probleme vermindern oder gar verschwinden.

Ballaststoffe

Ballaststoffe sind unverdauliche Fasern und eine tolle Sache. Sie quellen im Dickdarm auf, die Peristaltik des Darms wird durch sie angeregt, die Verdauungszeit wird kürzer und dadurch die Chance verringert, dass böse Bakterien böse Gifte produzieren. Zudem sind Ballaststoffe in der Lage, Gifte, wenn sie dann doch produziert werden, aufzunehmen, wodurch das Risiko, an Darmkrebs zu erkranken, vermindert wird.

Ballaststoffreiche Lebensmittel sind vor allem Gemüse und Obst. Wichtig ist, dass Gemüse und Obst so frisch wie möglich auf Ihren Teller kommen, denn gesund sind nicht nur die Fasern, mindestens ebenso wichtig sind die enthaltenen Vitalstoffe: Vitamine, Mineralstoffe und Spurenelemente. Und deren Gehalt verringert sich, wenn das Gemüse oder Obst lange unterwegs ist oder zu lange bei Raumtemperatur herumliegt. Deshalb: so regional wie möglich. Wenn es regional nicht genügend Auswahl gibt, greifen Sie auf tiefgefrorenes Bio-Gemüse zurück.

Beim Gemüse, mit Ausnahme der Hülsenfrüchte, gibt es mengenmäßig keine Einschränkung – außer dem Sättigungsgefühl. Beim Obst sieht das etwas anders aus. Obst ist für den Menschen immer eine Beikost gewesen. Es enthält verhältnismäßig viel Fruktose, deren Aufnahme beschränkt und deren Wirkung auf unseren Organismus nicht vorteilhaft ist. Obst ist gesund, aber in kleinen Mengen. Die richtige Menge können Sie leicht herausbekommen: Haben Sie Blähungen bekommen? Wenn ja, dann war es zu viel. Abends kann Obst schon in kleinen Mengen die Gasproduktion ankurbeln, deshalb besser zum Frühstück.

Brot

Die Bestseller »Weizenwampe. Warum Weizen dick und krank macht« von William Davis und »Dumm wie Brot. Wie Weizen schleichend Ihr Gehirn zerstört« von David Perlmutter und Kristin Loberg haben uns das Fürchten gelehrt. Wenn Sie heute in einer Bäckerei stehen, wenden manche Passanten ihren Blick ab, wie Veganer, die an einer Metzgerei vorbeigehen.

Das Brot ist zum puren Gift avanciert. Der Brotkonsum wurde im deutschsprachigen Raum in den letzten 100 Jahren halbiert, im Mittelalter haben wir 5-mal so viel Brot gegessen wie heute. Die Menge kann es also nicht sein, die etwas mit unseren Zivilisationserkrankungen zu tun hat, beim Brot ist es die Qualität. Weizen ist, wie schon dargelegt, tatsächlich problematisch, aber wir haben im deutschsprachigen Raum ausreichend Möglichkeiten, Brot aus anderem Getreide zu kaufen.

Es gibt aber einen Grund, komplett auf Brot zu verzichten: die Zöliakie, die Entzündung der Darmschleimhaut durch Glutenunverträglichkeit. Auch ohne eine Zöliakie zu haben, kann das Gluten vor allem dem vorgeschädigten Darm Probleme machen. Weitere Gründe für vorübergehenden Brotverzicht: Bei unklaren Verdauungsbeschwerden, Hauterkrankungen und allen Autoimmunerkrankungen hilft der Verzicht, um zu sehen, ob sich die Beschwerden bessern.

Und dann gibt es noch einen Grund, nicht mehr als eine Scheibe Brot täglich zu essen: Wenn Sie abnehmen wollen – denn Brot hat einen relativ hohen Brennwert, also reichlich Kalorien.

Kompletter Verzicht ist auf Dauer nicht lustig, wir Menschen essen nun mal gerne Brot. Warum sich also nicht gleich an ein richtiges Maß gewöhnen?

Wenn Sie eine tadellose Verdauung haben, auch keine ständigen Blähungen und gerne Dinkelvollkornbrot essen, dann essen Sie es weiter. Wenn Ihre Verdauung schon ein wenig müde geworden ist, wie bei den meisten Menschen in der westlichen Welt, greifen Sie beim hellen Dinkelbrot zu.

Und keine Sorge: Um unsere Gesundheit zu erhalten, benötigen wir kein Brot! Aus kalorischen Gründen ist es heute oftmals problematisch, und zu viel Gluten kann unserer Gesundheit schaden. Brot kam erst vor 10 000 Jahren auf unseren Speiseplan. Das ist noch gar nicht so lange her. Wenn Sie also weniger davon essen, wird es Ihnen nicht schaden.

Eiweiße

Eiweiße sind fachsprachlich »Proteine«. Sie sind die wichtigsten Bausteine nicht nur für den Muskelaufbau, sondern für endlos viele Substanzen, zum Beispiel Hormone und Enzyme, die unseren Stoffwechsel steuern.

In Pflanzen sind Eiweiße reichlich enthalten. Algen bestehen bis zu 65 Prozent aus Eiweiß! Hülsenfrüchte, Nüsse und Sojaprodukte enthalten so viel Eiweiß wie Fleisch, Fisch oder Eier. Auch Dinkel, Hafer, Hirse oder Quinoa sind eiweißhaltig, und selbst Gemüse enthält noch 5 bis 10 Prozent Eiweiß. Das richtige Maß wird durch Ihr Sättigungsgefühl bestimmt. Es gibt keine Untersuchungen, die eine Zurückhaltung bei pflanzlichen Eiweißen rechtfertigen würden.

Anders verhält es sich mit den tierischen Eiweißen. In Tierversuchen konnte gezeigt werden, dass große Mengen Kasein, ein Eiweiß aus Milchprodukten, Tumorwachstum fördern. Große Mengen tierischer Eiweiße sind bei vielen Menschen Hauptbestandteil der Ernährung geworden, und wir wissen, dass tierisches Eiweiß den IGF 1, jenen insulinähnlichen Wachstumsfaktor, und somit das Risiko, an Krebs oder einer Herz-Kreislauf-Erkrankung zu erkranken, erhöht. Wir essen mindestens 10-mal so viel Fleisch und Milchprodukte wie vor 100 Jahren.

Das Problem ist nicht das Fleisch oder der Käse, es ist die Menge. Jeweils 1- bis 2-mal pro Woche Fleisch, Fisch oder Käse sind ausreichend und entsprechen dem richtigen Maß. Milch können Sie durch Mandel- oder Nussmilch ersetzen, Joghurt durch Sojajoghurt. Wenn Sie mittags eine Fleisch- oder Fischmahlzeit zu sich nehmen, sollten Sie am selben Tag nicht noch Käse, Wurst, Joghurt und Milch draufsetzen.

Fette

Keine Angst vor guten Fetten und Ölen! Auch hier gibt es tierische und pflanzliche, wobei Letzteren der Vorzug zu geben ist. Fette liefern Energie, isolieren gegen Kälte, lösen Vitamine, schützen die inneren Organe, das Nervensystem und jede Zelle – und schmeicheln als Aromaträger unseren Geschmacksknospen.

»Aber sie machen doch dick«, werden Sie entgegnen. Nein, sie machen nicht dick! Über Jahrzehnte wurde behauptet, dass uns Fette dick und krank machen. Herz-Kreislauf-Erkrankungen, Tumorerkrankungen, so ziemlich alle Zivilisationserkrankungen sollten ihren Ursprung im Konsum der Fette haben. Eine Studie, gleich welcher Art, hat es zu dieser Behauptung nie gegeben. Fette machen satt, weshalb Sie richtig große Mengen davon gar nicht verzehren können und wollen.

Dank der Gewichtsapostel wurde dazu geraten, Fett zu reduzieren und im Gegenzug die Kohlenhydrate zu erhöhen. Resultat: Viele Menschen wurden richtig dick! Fette werden durch den Gallensaft verdaut und lassen diesen kräftig fließen, wodurch auch Gallensteine schwerer gebildet werden.

Fette setzen sich aus verschiedenen Fettsäuren zusammen. Einige dieser Fettsäuren kann unser Organismus selbst produzieren, andere nicht. Sie müssen mit der Nahrung aufgenommen werden. Deshalb nennt man diese Fettsäuren auch notwendige oder essentielle Fettsäuren. Sie sind unter anderem wichtiger Bestandteil der Zellmembran, sind notwendig zur Aufrechterhaltung wichtiger Gehirnfunktionen und verbessern die Immunreaktion.

Unter den notwendigen Fettsäuren besonders wertvoll sind die Omega-3-Fettsäuren aus der Gruppe der mehrfach ungesättigten Fettsäuren. Reinste Nervennahrung! Sie finden diese Fettsäuren vor allem in kaltgepresstem, naturbelassenem Leinöl, Walnussöl oder anderen Nussölen, im Senföl und auch im Rapsöl. Da das Leinöl die beste Komposition der Fettsäuren enthält, sollten Sie täglich davon 2 Esslöffel zu sich nehmen. Aber bitte nicht einfach trinken, dadurch wird Ihr Magen stillgelegt und die Verdauung der nachkommenden Nahrung erschwert. Geben Sie Leinöl über das Müsli oder das Gemüse – schmeckt köstlich. All die genannten Öle bitte nicht erhitzen!

Zum Kochen bleibt Ihnen das Olivenöl, das als fester Bestandteil der mediterranen Kost für Ihre Gesundheit sorgt. Es enthält zwar keine der genannten mehrfach ungesättigten Fettsäuren, ist aber ebenso gesund und eignet sich auch zum Kochen, wenn auch nicht zum Anbraten, da auch Olivenöl nicht zu heiß werden darf.

Fisch

Fisch steht schon eine Ewigkeit auf dem menschlichen Speiseplan. Er beugt vor allem der Arterienverkalkung vor. Menschen, die regelmäßig Fisch essen, erleiden seltener einen Herzinfarkt oder einen Schlaganfall. Nach heutigem Wissensstand sollten Sie 2-mal pro Woche Fisch essen.

Zuchtfische aber sollten Sie meiden, denn deren Belastung mit Antibiotika und Hormonen ist erheblich. Das Futter bestimmt auch beim Fisch seine Qualität, nicht nur bei uns Menschen, und das ist oftmals schadstoff- oder sogar schwermetallbelastet.

Muss es fetter Meeresfisch sein, oder tut es auch eine Bachforelle?

Im Jahr 1970 hörten die dänischen Forscher Bang und Dyerberg davon, dass Eskimos nur sehr selten an Herz-Kreislauf-Erkrankungen leiden. Sie machten sich auf den Weg, deren Ernährung zu untersuchen. Diese bestand hauptsächlich aus fettem Wal und Robbenfleisch. Gemüse und Obst standen aus klimatischen Gründen nicht auf ihrem Speiseplan. Sie zogen daraus den Schluss, dass es wohl am Fett liegen müsse.

Um die tatsächliche Häufigkeit der Herz-Kreislauf-Erkrankung haben sie sich aber nicht gekümmert, sonst hätten sie bemerkt, dass diese ebenso hoch ist wie in der westlichen Welt und die mittlere Lebenserwartung der Eskimos 10 Jahre unter der unseren liegt.

Immerhin folgte den beiden Forschern der Boom der Omega-3-Fischölkapseln, auch wenn bald klar war, dass sie den Fisch nicht ersetzen können. Die positive Wirkung auf die Gefäße konnte in all den Jahren, in denen sie empfohlen wurden, nicht bestätigt werden.

Das sollte Ihnen deutlich machen, dass es immer das vollständige Nahrungsmittel ist, an das wir uns über die Jahrtausende gewöhnt haben und das uns gesund erhält, niemals ein Extrakt daraus.

Fisch als Belastung für den Verdauungstrakt ist eher eine Seltenheit. Denken Sie an eine Gräte, die Ihnen im Hals stecken bleibt. Wobei Sie davon ausgehen können, dass das jemandem, der sein Essen gut kaut, noch nie passiert ist.

Fleisch

Vor ungefähr 100 Jahren haben wir etwa 8 Kilo Fleisch pro Person und Jahr gegessen. Heute pendelt der Fleischkonsum zwischen 60 und 70 Kilogramm! Gründe für das Auf und Ab des jährlichen Konsums sind Fleischskandale wie die Klärschlammaufzucht von Schweinen, das Aufkommen von BSE, der Gammelfleischskandal, der Pferdefleischskandal und Ähnliches. Kaum ebbt die Medienberichterstattung wieder ab, steigt der Fleischkonsum wieder.

Wie steht es um Ihren Fleischkonsum? Je mehr rotes Fleisch Sie essen, desto höher sind Ihr Darmkrebsrisiko und die Möglichkeit einer Herz-Kreislauf-Erkrankung. Noch immer ist nicht hundertprozentig geklärt, warum rotes Fleisch häufiger zu bösartigen Darmerkrankungen führt. Fest steht: Rotes Fleisch enthält viel L-Carnitin, eine chemische Verbindung, die für den Energiestoffwechsel unserer Zellen von großer Bedeutung ist. Wenn wir es nicht verdauen, wird es von Bakterien in unserem Darm verstoffwechselt. Dabei wird Trimethylamin, ein giftiges Gas, produziert, das eine krebserregende Wirkung hat und auch an der Entstehung von Arteriosklerose beteiligt ist.

Rotes Fleisch ist schwerer verdaulich als weißes – es müsste intensiver gekaut werden. Die faserige Struktur macht das weiße Fleisch für die Magensäure zugänglicher. Also ist es nicht das Fleisch als solches, sondern das unzulängliche Kauen, das krank macht.

Bösartige Erkrankungen entstehen fast ausschließlich an den beiden Dickdarmabschnitten mit den längsten Passagezeiten. Das müsste nicht sein: Kommt das rote Fleisch optimal zerkleinert in den Magen, bleibt nach der Dünndarmpassage nichts mehr übrig, was an der Darmwand Schaden anrichten kann.

Die Qualität des Fleisches ist von herausragender Bedeutung. Und das nicht nur wegen Ihrer Gesundheit, sondern auch wegen des Geschmacks. Die heute übliche Behandlung von Nutztieren mit Antibiotika führt zu Arzneimittelrückständen in deren Gewebe und wird für die Entstehung antibiotikaresistenter Keime mitverantwortlich gemacht. Auch die geschmackliche Qualität ist in hohem Maß vom Futter der Tiere abhängig.

Deshalb die Regel für den Fleischkonsum: nur gute Qualität (biozertifiziertes Fleisch), gutes Kauen und nur mäßig, nur 2-mal die Woche!

Obst

»An apple a day, keeps the Doctor away«, sagt ein englisches Sprichwort. Warum braucht man gerade einen Apfel unter all den Früchten, um den Arztbesuch zu meiden? Weil der Apfel lange Zeit das einzige lagerungsfähige Obst war. Gesundheitlich ist natürlich das Obst im Allgemeinen gemeint. Früchte reduzieren Krebs und Herz-Kreislauf-Erkrankungen, wenn sie wenigstens 3- bis 5-mal pro Woche konsumiert werden.

Es gibt kaum ein Nahrungsmittel, über das sich so viele Menschen einig sind: Je mehr ich davon esse, desto besser ist es für mich. Und genau das ist falsch!

Früchte enthalten viel Fruktose, den Fruchtzucker, dessen Aufnahmemöglichkeiten begrenzt sind. Wird zu viel Obst gegessen, kommt es im Dickdarm zu Gärungsprozessen, die den Darm belasten. Täglich ein Stück reifes Obst ist absolut ausreichend.

Für manch einen müden Darm kann aber schon ein Apfel zu viel sein. Das bemerken Sie an einer übermäßigen Gasproduktion. Dann tut es auch ein halber Apfel, bis Sie mit dem Fitnessprogramm für Ihren Darm die Verdauungsleistung verbessert haben und die Portion wieder ein wenig größer machen können.

Getränke

Wie ich bereits erläutert habe, ist es unglaublich schwer, die genaue Flüssigkeitsmenge festzulegen, die über Getränke aufgenommen werden soll. Sie ist immer abhängig von Ihren körperlichen Aktivitäten, der Flüssigkeit, die über die Haut, die Lunge, die Niere und mit dem Stuhl Ihren Körper verlassen. Aber auch davon, wie viel Flüssigkeit Sie über Ihre Nahrung aufnehmen. Halten Sie sich an die Farbe des Urins: Ist sie fast transparent, mit leichtem Gelbstich, dann liegen Sie richtig.

Gute Getränke sind Wasser und ungesüßter Tee, die nicht zum Essen, sondern zwischen den Mahlzeiten getrunken werden sollten. Vermeiden Sie Fruchtsäfte und Industriegetränke, sie enthalten zu viel Fruktose und Zucker. Ausnahmen sind natürlich auch hier immer eine Option, die Ihrer Gesundheit nicht schadet.

Und immer daran denken: Ausreichend Flüssigkeit ist eine Grundvoraussetzung für eine funktionierende Verdauung.

Gewürze

Sparen Sie nicht mit Gewürzen. Auch brauchen Sie dann weniger Salz. Die meisten unter ihnen regen die Verdauung und den Stoffwechsel an. Verdauungsanregend sind vor allem: Anis, Beifuß, Bohnenkraut, Chili, Kurkuma, Estragon, Gewürznelken, Ingwer, Kardamom, Koriander, Kümmel, Liebstöckel, Lorbeer, Majoran, Meerrettich, Muskat, Oregano, Petersilie, Pfeffer, Pfefferminze, Rosmarin, Safran, Schnittlauch, Senf und Zimt.

Eine beruhigende Wirkung auf die Verdauung haben: Fenchel, Kalmus, Lavendel und Salbei.

Smoothies

Smoothies sind nicht nur eine neue Mode, sondern tatsächlich eine gute Möglichkeit, die tägliche Nahrung zu bereichern. Sie sind nichts weiter als püriertes frisches Blattgemüse und Obst. Banane und Avocado sind meist dabei, um Geschmack und Konsistenz angenehm zu machen.

In unseren kaufaulen Zeiten hat uns der Mixer die tatsächlich mühsame Zerkleinerung der grünen Blätter abgenommen.

Aber dieses Küchengerät produziert keinen Speichel, den wir für eine gute Verdauung brauchen. Aber Smoothies haben noch mehr Schwächen.

Wer das Trinken von Smoothies exzessiv betreibt, also kaum mehr feste Nahrung zu sich nimmt, gefährdet unter anderem seine Zähne. Für die Gesundheit der Zähne hat die Natur einen wunderbaren Mechanismus vorgesehen: das Kauen! Und außerdem sorgt der Kauvorgang für das Sättigungsgefühl und den Speichelfluss.

Wie bei anderen Diätformen, bei denen auf tierische Produkte gänzlich verzichtet wird, fehlt es im Smoothie an B-Vitaminen. Affen ernähren sich vorwiegend von Blättern. Aber Affen essen auch genüsslich ihren Kot, um ihren Vitamin-B-Speicher zu füllen.

Smoothies sollten vor allem grüne Blätter und Gemüse enthalten. Meiden Sie fruktosehaltige Früchte wie Apfel oder Birnen. Das richtige Maß: 150 Gramm sind ausreichend. Essen Sie immer einige Nüsse dazu, sodass Sie auch den notwendigen Speichel produzieren.

Kaffee und Tee

Natürlich wird weder das eine noch das andere den Nahrungsmitteln zugerechnet, solange Sie nicht mit Zucker süßen. Kaffee ist im deutschsprachigen Raum das beliebteste Erfrischungsgetränk. Mit jährlich über 150 Litern übertrifft der Konsum das Wasser, die Limonaden und auch die alkoholischen Getränke. Tee, schwarz und grün, spielt dagegen eine eher untergeordnete Rolle. Knapp 30 Liter werden davon jährlich getrunken.

Die stimulierende Wirkung beider Getränke ist dem Koffein zuzuschreiben, ebenso die Wirkung auf unser Kreislaufsystem: Menschen mit niedrigem Blutdruck profitieren nach dem Genuss ein bis zwei Stunden lang von einer Erhöhung des Blutdrucks. Wenn Sie unter hohem Blutdruck leiden, müssen Sie sich aber keine Sorgen machen. Nur in sehr seltenen Fällen wird er durch das Koffein noch mehr in die Höhe getrieben.

Auch die bei Koffeinentzug häufig zu beobachtenden Kopfschmerzen können der Wirkung auf unsere Gefäße zugeordnet werden. Genetisch bedingt, ist es einigen wenigen Menschen nur sehr eingeschränkt möglich, das Koffein abzubauen. Es kommt ungewollt zu einer Überdosierung, dadurch zu einer Engstellung der Gefäße, die sich mit einem Herzinfarkt präsentieren kann. Ein erster Grund für mäßigen Genuss.

Der Kaffee enthält neben dem Koffein eine Mixtur aus über 1000 verschiedenen Chemikalien, meist Röststoffen, die für die Wirkung auf unseren Verdauungstrakt verantwortlich sind. Dies kann sich, abhängig von Sorte und Zubereitung, erheblich unterscheiden. Die nachlassende Spannkraft im unteren Teil der Speiseröhre ist bei manch einem für das Sodbrennen verantwortlich.

Die Produktion von Verdauungssekreten im Magen und Dünndarm wird durch die Röststoffe angeregt, ebenso der Gallefluss. Auf die Reizung im oberen Teil der Verdauung reagiert der Dickdarm mit einer angeregten Peristaltik, was den Gang zur Toilette erleichtert. Für viele ein willkommener Effekt, für Menschen mit übersensiblem Verdauungstrakt ein Graus. Übermäßiger Kaffeekonsum, also Reizüberflutung, kann all die willkommenen Wirkungen ins Gegenteil kehren. Aus Verdauungshilfe wird dann Verstopfung. Ein weiterer Grund für mäßigen Konsum.

Vor allem beim grünen Tee überwiegen die antioxidativen

Wirkungen der Inhaltsstoffe, die, in großen Mengen getrunken, sogar das Darmkrebsrisiko mindern. Durch das Fehlen der Röststoffe sind die oben genannten Wirkungen dem Kaffee vorbehalten.

Genießen Sie den Kaffee oder Tee! Wenn Sie ihn nicht mehr gut vertragen: Machen Sie eine Pause, oder wechseln Sie die Sorte oder Zubereitung.

Kohlenhydrate

Kohlenhydrate, auch als Saccharide bezeichnet, sind Zucker und Stärken. Wir unterscheiden die Monosaccharide, die aus nur einem Zuckermolekül bestehen, die Disaccharide, die aus zwei Zuckermolekülen bestehen, und die Polysaccharide, darunter die Stärke, die aus etwa 200 Zuckermolekülen besteht.

Das für uns wichtigste Kohlenhydrat, unser wichtigster Energielieferant, ist ein Monosaccharid, die Glukose, auch Traubenzucker genannt.

Über Jahrzehnte wurden Brot und Nudeln, beide enthalten viel Stärke, von der Industrie für uns als wichtigstes Lebensmittel bezeichnet. In den bekannten Ernährungspyramiden nahmen sie am meisten Platz ein. Über Jahre ernährten sich viele Menschen von Brot, Nudeln und haufenweise Zucker. Das durchschnittliche Körpergewicht stieg von Jahr zu Jahr, die Zuckerkrankheit wurde zur Volkskrankheit, und es wurde für die Industrie immer schwerer, medizinischen Rückhalt für ihr Lieblingslebensmittel zu finden.

Daher liegt es auf der Hand, dass die Kohlenhydrate uns einen großen Teil unserer Zivilisationserkrankungen beschert haben. Aber vor allem sind es die Mengen, die davon verzehrt wurden. Wie bereits geschildert, hat sich der Brotkonsum in den letzten 100 Jahren halbiert, der Zuckerkonsum wurde in der gleichen Zeit verzehnfacht. Daher müssen wir besonders auf den Zuckerkonsum achten.

Wenn Sie mit Ihrem Gewicht unzufrieden sind: Meiden Sie Zucker, essen Sie nicht mehr als eine Scheibe Brot täglich und höchstens 2-mal pro Woche Nudeln.

Für die Verdauung sind die besonders stärkehaltigen Nahrungsmittel (Reis, Kartoffeln, Getreide, Mais) problematisch, wenn sie nicht richtig gut gekaut werden. Denn ein im Speichel vorhandenes Enzym, die Amylase, beginnt bereits im Mund mit der Zerkleinerung der Stärke. Geschieht dies nicht, erreicht mehr unverdaute Stärke den Dickdarm, indem sich die Bakterien über die Mahlzeit freuen. Erneut wird die bakterielle Gift- und Gasproduktion angekurbelt.

Mediterrane Kost

Bei der mediterranen Kost handelt es sich um die gesündeste, mit den meisten Studien belegte Kostform. Sie spiegelt mit kulturellen, länderspezifischen Unterschieden bis Mitte des 20. Jahrhunderts die Ernährungsweise der nördlichen Mittelmeerländer wider. Wie sich die Mehrheit dieser Bevölkerungen heute ernährt, hat damit nichts mehr zu tun.

In zahlreichen Untersuchungen konnte gezeigt werden, dass Herz-Kreislauf-Erkrankungen genauso damit verhindert werden können wie Depression, Brustkrebs, Darmkrebs, Diabetes, Übergewicht, Asthma, Potenz- und Konzentrationsstörungen.

Da kommt natürlich gleich die Frage auf: Was isst man bei der mediterranen Kost, und was ist der Preis? Es ist eine wohlschmeckende Mischkost, die vor allem aus Gemüse, Obst, Nüssen, Fisch und Olivenöl besteht – mit geringem Anteil an Fleisch, Milchprodukten und Getreide. Der Preis wird für viele sein, dass sie Zucker, Fleisch, Getreide und Milchprodukte reduzieren und mit viel Freude dank einer schmackhaften, abwechslungsreichen Kost gesund bleiben.

Milchprodukte

Auch wenn die Kuhmilch nicht für uns, sondern für Kälber gedacht ist, hat sie mit allen anderen Milchprodukten ihren festen Platz auf unserem Speiseplan gefunden. Problematisch ist aber vor allem die Größe des Platzes, den sie eingenommen hat. Es ist noch gar nicht lange her, da wurde sie unregelmäßig und in kleinen Mengen verzehrt.

Heute ist es keine Seltenheit, dass zum Frühstück Milch in den Kaffee und Milch oder Joghurt ins Müsli kommen. Dann noch gern Käse aufs Brot und im Lauf des Tags Quark mit Früchten als Nachspeise und zwischendurch immer wieder mal einen Fruchtjoghurt, in dem zusätzlich große Mengen Zucker, meist aber nicht einmal Früchte zu finden sind. Das ist zu viel!

Das richtige Maß entspricht einem Joghurt, ohne Zucker und mit frischen Früchten, oder ein wenig Milch oder einer Schale Quark oder einem kleinen Stück Käse. Milchprodukte sollten Sie nicht täglich essen und wenn doch, dann in kleinen Mengen.

Denken Sie vor allem bei entzündlichen Hauterkrankungen wie der Akne und bei Ekzemen der Haut wie der Neurodermitis daran, dass das Milcheiweiß ursächlich daran beteiligt sein kann. Wenn Sie nach dem Milchkaffee regelmäßig Blähungen bekommen, können Sie davon ausgehen, dass Sie zu den 30 Prozent gehören, die im deutschsprachigen Raum die Laktose nicht verdauen können.

Achten Sie bei den Milchprodukten immer darauf, dass sie von Tieren mit möglichst kleinen Eutern kommen und möglichst wenig industriell verarbeitet wurden. Vorzugsmilch,

Bio-Joghurt und Rohmilchkäse, und Sie sind auf der richtigen Seite.

Müsli

Es gehört zur löblichen Gewohnheit gesundheitsbewusster Menschen, zum Frühstück ein Müsli zu verzehren. Das Angebot in den Läden ist beeindruckend – und verführerisch. Müslis sind tatsächlich eine wunderbare Möglichkeit, Nüsse, Früchte, Kerne und vielleicht ein paar Getreideflocken zu essen und damit für einen guten Start in den Tag zu sorgen.

Nur gibt es leider beim Müsli neben der kritischen Milchzufuhr noch andere Probleme. Denn viele der im Handel erhältlichen Mischungen sind schwer verdaulich, wenn sie nicht richtig zubereitet werden. Zum einen enthalten sie Zutaten, die gekocht oder längere Zeit eingeweicht werden müssten – wie grobe Haferflocken und Trockenobst. Zum anderen sind Zutaten dabei, die beim Kochen oder Einweichen daraus einen unansehnlichen Matsch machen würden. Haben Sie schon mal Cornflakes gekocht?

Also klar: Besser nicht kochen oder einweichen! Allerdings müssen Sie sich dann 45 Minuten Zeit nehmen, die schwer verdauliche Kost mit den Zähnen klein zu mahlen. Dann ist das Müsli für die Verdauung kein Problem.

Die Engländer lieben stattdessen den Porridge, für den die Haferflocken gekocht werden – eine sehr gut verdauliche Variante, die obendrein kaum Milch oder Fruchtsaft braucht, warm gegessen wird und mit allerlei verfeinert werden kann. Es können Äpfel und Rosinen mitgekocht werden oder weitere Zutaten nach dem Kochen zugefügt werden – wie Bananen, Kirschen oder Blaubeeren, auch Ahornsirup, Nüsse, Zimt.

Wenn Sie aber auf Ihr Müsli nicht verzichten wollen, gibt es eine gute Lösung: Sie sollten es selbst zusammenstellen. Die Auswahl fällt dann auf Zutaten, von denen man weiß, dass sie leicht verdaulich sind. Die Mischung in ein möglichst großes Glas mit Deckel, ein paar Mal richtig durchgeschüttelt: immer ein gelungenes Frühstück! Kauen müssen Sie natürlich trotzdem noch. Blähungen sind dann jedoch ausgeschlossen!

Süßstoff

Nun kommt eine ernste Warnung: Finger weg vom Süßstoff! Künstliche Süßstoffe sollen den Zucker ersetzen, dessen Süßkraft sie um ein Vielfaches übertreffen. Um sich die Lust nach Süßem abzugewöhnen, sind sie deshalb nicht brauchbar.

Die ersten Süßstoffe wurden Ende des 19. Jahrhunderts eingeführt und waren zunächst apothekenpflichtig und Menschen, die unter Diabetes litten, vorbehalten. Süßstoffe sind in der Lage, Rezeptoren, spezielle Fühlerzellen, zu aktivieren, die der Bauchspeicheldrüse die Information geben, dass nun Zucker im Anmarsch ist. Die Bauchspeicheldrüse produziert daraufhin Insulin, einen Wirkstoff, dessen Aufgabe es ist, den erwarteten Zucker in die Zellen zu schleusen, die ihn als Nahrung benötigen.

Weil aber gar kein Zucker, sondern der Ersatzstoff daherkommt, wird der im Blut vorhandene Restzucker in die Zellen eingeschleust. Das führt zu einer Unterzuckerung, die uns Hunger vermittelt. Diese Mechanismen sind dafür verantwortlich, dass Süßstoff mit einer Gewichtszunahme einhergeht – weshalb er schon seit Jahrzehnten auch in der Schweinemast eingesetzt wird.

Damit noch nicht genug: Das produzierte Insulin, das für die Verteilung des Zuckers verantwortlich ist, blockiert gleichzeitig den Fettabbau. Es wäre unwirtschaftlich, Speicherfett zu mobilisieren, da doch gerade, wenn auch nur scheinbar, Zucker aufgenommen wird. Dadurch wird es schwer, Fett zu verlieren, auch wenn man wenig isst.

Untersuchungen von Jotham Suez und seinen Kollegen vom Weizmann Institute of Science in Israel bekräftigten den Verdacht, den viele Diabetologen schon längere Zeit hegen. Süßstoff könnte danach ein Auslöser für die Zuckerkrankheit sein. Im Tierversuch veränderte sich durch Süßstoff die Darmflora. Sie begann fleißig aus allen Überresten Zucker zu produzieren und stellte sie dem Organismus zur Verfügung. In Folge kam es bei den Mäusen zu Stoffwechselstörungen.

Bei der Analyse einer großen europäischen Studie über Ernährung aus dem Jahr 2015 konnte nachgewiesen werden, dass jedes Glas Softdrink pro Tag das Diabetesrisiko um 21% erhöht. Egal ob mit Zucker oder Süßstoff gesüßt.

Ob Süßstoffe eine krebserregende Wirkung haben, wird seit vielen Jahren kontrovers diskutiert. Bisher konnte ein leicht erhöhtes Blasenkrebsrisiko bestätigt werden. Zuverlässige Aussagen können jedoch nur gemacht werden, wenn der entsprechende Süßstoff schon sehr lange auf dem Markt ist, bei vielen Süßstoffen ist das nicht der Fall.

Auch Stevia, eine Pflanze, die, abhängig von ihrer Darreichungsform, bis zu 450-mal süßer sein kann als Zucker, wird den Süßstoffen zugeordnet.

Das »Süßkraut« stammt aus Südamerika und wird dort in kleinen Mengen von der indigenen Bevölkerung zum Süßen verwendet.

Untersuchungen von 1982, die eine krebserzeugende Wirkung nachwiesen, konnten über mehrere Jahrzehnte die Zulassung von Stevia verhindern. Erst 2011 wurde es in Europa zugelassen. »Stevia ist natürlich«, lautet das wichtigste Verkaufsargument. Aber nur weil etwas natürlich ist, ist es nicht automatisch ungiftig.

Ich wiederhole: Im Hinblick auf die genannten Wirkungen auf den Darm und den Stoffwechsel sollten Sie Süßstoffe vermeiden. Wenn Sie süßen möchten, tun Sie das mit kleinen Mengen natürlicher Süßungsmittel: Ursüße, Mascobado, Honig, Agavendicksaft oder Ähnlichem.

Vegane Ernährung

Menschen, die vollständig auf Nahrungsmittel tierischen Ursprungs verzichten, geht es nicht um einen Verzicht aus Gesundheitsgründen, sondern um eine Weltanschauung. In der Menschheitsgeschichte waren tierische Nahrungsmittel, wenn auch bis zu unseren Zeiten nur begrenzt, immer vorhanden. Es fehlt etwas, was jahrtausendelang im Speiseplan des Menschen war.

Studien, die diese Art der Ernährung untersuchen, gibt es noch nicht ausreichend, um die gesundheitlichen Aspekte abschließend beurteilen zu können.

Häufig wird bei vegan lebenden Menschen ein erhöhter Homocystein-Spiegel im Blut nachgewiesen. Homocystein ist eine natürlich im Körper vorkommende Aminosäure, die, wenn sie nicht ausreichend abgebaut wird, zu einer Schädigung der Blutgefäße und zu Demenzerkrankungen im Alter führen kann. Für den Abbau benötigen wir Vitamin-B_{12}, das von Veganern nicht in ausreichenden Mengen über die Nahrung aufgenommen wird. Über Vitamin-B_{12}-Gaben kann das Homocystein im Blut gesenkt werden. Umstritten ist allerdings, ob es sich dabei nicht nur um eine Art Laborkosmetik handelt.

Möglich ist, dass andere, noch nicht nachgewiesene Substanzen bei veganer Ernährung in nicht ausreichenden Mengen mit der Nahrung aufgenommen werden.

Wenn Sie sich vegan ernähren, sollten Sie sich regelmäßig über den neuesten wissenschaftlichen Stand informieren, um möglichen gesundheitlichen Nachteilen, die heute vielleicht noch nicht erkannt sind, aus dem Weg zu gehen.

Vegetarische Ernährung

Ein Vegetarier verzichtet auf alle Nahrungsmittel, die vom toten Tier stammen. Im Unterschied zum Veganer sind aber Eier als wichtiger Eiweiß- und Vitaminlieferant auf dem Speiseplan und oftmals zu viele Milchprodukte.

Es ist unumstritten: Vegetarier leben gesünder! Sie leiden weniger unter Bluthochdruck, haben weniger Herzinfarkte, Diabetes, Krebs und weniger Rheuma. Und sie werden sogar älter, wenn sie gleichzeitig Alkohol, Tabak, Zucker und zu viele Milchprodukte vermeiden.

Der Darm eines Vegetariers dankt es seinem Besitzer, denn durch das Mehr an faserhaltigem Gemüse wird die Darmperistaltik unterstützt und dadurch das Auftreten von Divertikeln und Darmkrebs vermindert.

Aber auch bei vegetarischer Ernährung gibt es das Mengenproblem. Vorsicht ist geboten, wenn es um die Menge der gesunden, aber schwer verdaulichen Rohkost geht. Diese muss an die Leistungsfähigkeit des Darms angepasst sein. Zu viel macht sich durch Blähungen bemerkbar.

Neben der Rohkost macht den Vegetariern auch der oftmals erhöhte Konsum von Milchprodukten gesundheitliche Probleme. Untersuchungen in Europa und Asien haben interessante Unterschiede gezeigt: Europäische Vegetarier haben weichere Knochen, und Krebs kommt so häufig vor wie bei Fleischessern, wenn auch weniger Darmkrebs. In Asien ist das nicht der Fall, Milchprodukte werden dort kaum verzehrt.

Zucker

Oben war schon vom Süßstoff die Rede, nun aber zu unser aller Liebling, dem Zucker – eine richtige Erfolgsgeschichte: Lag der Zuckerkonsum am Ende des 19. Jahrhunderts noch bei etwa 6 Kilo pro Person, wurden 100 Jahre später schon etwa 40 Kilo konsumiert. Auch wenn sich an diesen Zahlen bis heute nicht mehr viel verändert hat, muss man all die neuen Zuckerlieferanten hinzuzählen. Neben den Süßstoffen sind Glukose (Traubenzucker) und Fruktose (Fruchtzucker) allüberall zu finden – die Nahrungsmittelindustrie weiß um die angenehme Geschmackskomponente Zucker. In den USA werden allein vom Fruktosesirup 30 Kilo pro Person und Jahr zusätzlich verzehrt.

Jeder weiß, dass Zucker Gift ist und dass die Schäden, die Zucker bei uns anrichtet, so vielseitig sind wie die von Alkohol und Zigaretten. Herz-Kreislauf-Erkrankungen werden ebenso durch Zucker mitverursacht wie Stoffwechselerkrankungen und nicht zu vergessen die Karies.

Nicht vergessen dürfen wir, dass Zucker häufig verwendet wird, um geschmacklose, oft vitalstoffarme Nahrungsmittel schmackhaft zu machen – in unserer Industrienahrung. Dabei ist es schwer auszumachen, welche Schädigungen durch den Zucker selbst und welche durch die minderwertige Nahrung hervorgerufen werden.

In großen Mengen aufgenommen, führt Zucker zu einer Veränderung der Darmflora mit den Ihnen schon bekannten Folgen. Die Frage ist: Was sind große Mengen?

Dafür gibt es gut dokumentierte Zahlen: Wenn Sie täglich

einen Liter von einem beliebigen Industriegetränk trinken, um Ihren Durst zu löschen, nehmen Sie jährlich ungefähr 36 Kilo Zucker auf. Um auf diese Menge durch den Genuss von Schokolade zu kommen, müssten Sie, wenn Sie eine etwas dunklere Sorte vorziehen, etwa 100 Kilo Schokolade essen. Pro Woche 2 Kilo Schokolade!

Mit einem Liter Limonade täglich haben wir aber noch lange nicht allen Zucker zusammengezählt. Hinzu kommt der Zucker aus Fruchtjoghurts, Schokoladen, süßem Gebäck und allerlei verstecktem Zucker, der Ihnen erst klar wird, wenn Sie das Kleingedruckte auf dem Lebensmittel, das Sie eingekauft haben, studieren.

Wie sieht nun gesunder Zuckerkonsum aus? Das ist eigentlich nicht schwierig: Meiden Sie Industriegetränke jeder Art und meiden Sie Fruchtjoghurts. Essen Sie zwischen den Mahlzeiten nichts Süßes, um nicht nur dem Verdauungstrakt, sondern besonders Ihrer Bauchspeicheldrüse eine Pause zu geben.

Keine Sorge: Genießen Sie Ihren Nachtisch oder das Stück Schokolade zum Espresso nach dem Essen. In diesen Mengen ist Zucker kein Gift, sondern hebt Ihr Lebensgefühl. Die Menge macht, dass Zucker zum Gift wird.

Was Erwachsene zu sich nehmen – früher und heute:	
Milchkonsum pro Person im Jahr 1860	0 Liter
Milchkonsum pro Person im Jahr 2012	90 Liter
Fleischkonsum pro Person im Jahr 1850	20 kg
Fleischkonsum pro Person im Jahr 2013	80 kg
Brotkonsum pro Person im Jahr 1850	250 kg
Brotkonsum pro Person im Jahr 2012	80 kg
Zuckerkonsum pro Person im Jahr 1860	4 kg
Zuckerkonsum pro Person im Jahr 2012	35 kg
Ballaststoffkonsum pro Person im Jahr 1850	28 kg
Ballaststoffkonsum pro Person im Jahr 2013	7 kg

Das Beste kommt zum Schluss

Es ist gar nicht schwer, Ihre Gesundheit über den Darm zu beeinflussen. Ihr jetziges Wissen über den Ablauf der Verdauung wird Ihnen eine große Hilfe sein. Vielleicht gehören Sie zu den Glücklichen, die nur ein paar Kleinigkeiten ändern müssen. Wenn Sie zuvor alles falsch gemacht haben, was man in diesem Zusammenhang falsch machen kann: Nehmen Sie sich nicht zu viel vor. Kautraining erfordert ein gewisses Maß an Durchhaltevermögen und gehört sicherlich zu den schweren Aufgaben. Sie werden nicht von heute auf morgen zu denen zählen, die ihre Mahlzeiten gut kauen. Sie werden aber von Woche zu Woche besser werden. Abends nicht viel zu essen und die Zwischenmahlzeiten zu meiden ist eine Frage der Disziplin. Wenn es nicht immer gleich klappt, ist es halb so schlimm. Menschen sind Meister der Gewohnheiten. Nach einigen Wochen ohne Zwischenmahlzeiten werden Sie sich fragen, wie Sie zuvor ständig zwischendurch essen konnten.

Versuchen Sie wenigstens einmal jährlich 10 Fitnesstage für Ihren Darm durchzuführen. Damit können Sie viele kleine und auch ein paar große Essfehler ausgleichen, die sich oft nicht umgehen lassen.

Im Grunde können Sie beinahe essen, was Sie wollen, solange Sie das richtige Maß finden. Sobald Ihr Darm wieder fit ist, wird er Ihnen mitteilen, was gut und was schlecht für Sie ist.

Ich habe dieses Buch geschrieben, um eine Wissenslücke zu schließen, wie ich sie bei meinen Patienten in der Praxis tausendfach vorgefunden habe, und um Ihnen einen einfachen Weg aufzuzeigen, Ihre Gesundheit zu verbessern. Auf diesem Weg wünsche ich Ihnen viel Erfolg!

Danke

Ohne Deine Starthilfe, lieber Charles, wäre das Buch nicht entstanden. Vielen Dank dafür! Ich danke meinen Freunden Robert und Nils, die zu jeder Zeit für mich da waren, wenn es um die Richtung und das Verständnis ging.

Jürgen, Fredy, Christine, Lothar und meine Schwester Astrid: Ich danke Euch für Eure Zeit und die wertvollen Tipps.

Vielen Dank, Justine, dass Du mir in meinen »Schreibewochen« den Rücken freigehalten hast und in letzter Minute die wichtigen Illustrationen gezaubert hast.

Für das in mich gesetzte Vertrauen danke ich meinem Verleger, Herrn Strasser, und Frau Olzog. Frau Buergel-Goodwin danke ich für die Überarbeitung meines Manuskriptes, ebenso wie allen Verlagsmitarbeitern, die Zeit und Energie in mein Buch investiert haben.

Ich danke all meinen Patienten: Ihr Wunsch, nachzulesen, was ich in Gesprächen und Vorträgen vermittelt habe, hat mir immer wieder neuen Antrieb geben.

Allen Mitarbeitern im F. X. Mayr-Zentrum Bodensee danke ich. Ihr habt mir gezeigt, dass unsere Patienten sich auch sehr wohlfühlen und gesund werden, wenn ich, weil schreibend, nicht anwesend war.

Quellen, weiterführende Literatur und hilfreiche Adressen

1. Die Wege der Verdauung – ein Reiseführer

Bollinger, R. et al.: »Biofilms in the Large Bowel Suggest an Apparent Function of the Human Vermiform Appendix«. In: *J Theor Biol.* 2007 December 21, 249 (4), S. 826–831.

Fletcher, H.: »*Die Esssucht und ihre Bekämpfung*«. Bei: Holze & Pahl Verlag. 1911.

Hirano, Y., et Onozuka, M.: »Chewing and cognitive function«. In: *Brain and Nerve.* 2014, 66(1), S. 25–32.

Kokkinos, A., le Roux, C. W., Alexiadou, K., Tentolouris, N., Vincent, R. P., Kyriaki, D., et al.: »Eating Slowly Increases the Postprandial Response of the Anorexigenic Gut Hormones, Peptide YY and Glucagon-Like Peptide-1«. In: *The Journal of clinical endocrinology & metabolism.* 2013, 95(1), S. 333–337.

Mayr, F.X.: »Die Darmträgheit. Stuhlverstopfung. Studien über ihr Wesen und ihre Folgen, ihre Ursachen und radikale Behandlung«. Bei: Verlag Neues Leben. 7. Aufl. 1986.

Sikirov, D. D., et Sikirov, D.: »Comparison of Straining During Defecation in Three Positions: Results and Implications for Human Health«. In: *Digestive Diseases and Sciences.* 2003, 48(7), S. 1201–1205.

Smit, H. J., Kemsley, E. K., Tapp, H. S., et Henry, C. J. K. (2011).: »Does prolonged chewing reduce food intake? Fletcherism revisited«. In: *Appetite.* 2011, 57(1), S. 295–298.

Weizman AV, Nguyen GC.: »Diverticular disease: Epidemiology and management«. In: *Canadian Journal of Gastroenterology.* 2011, 25(7), S. 385–389.

2. Auf Abwegen –
wie der Darm krank wird und krank macht

Campbell T. C.: »The China Study«. Bei: Bebella Books. 2005.

Catassi, C., Bai, J. C., Bonaz, B., Bouma, G., Calabrò, A., Carroccio, A., et al.: »Non-Celiac Gluten sensitivity: the new frontier of gluten related disorders«. In: *Nutrients.* 2013, 5(10), S. 3839–3853.

Cummings, J. H., et Macfarlane, G. T.: »The control and consequences of bacterial fermentation in the human colon«. In: *Journal of Applied Microbiology.* 1991, 70(6), S. 443–459.

Drago, S., Asmar, El, R., Di Pierro, M., Clemente, M. G., Tripathi, A., Sapone, A., et al.: »Gliadin, zonulin and gut permeability: Effects on celiac and non-celiac intestinal mucosa and intestinal cell lines«. In: *Scandinavian Journal of Gastroenterology.* 2006, 41(4), S.408–419.

Jarisch, R.: »Histamin-Intoleranz Histamin und Seekrankheit«. Bei: Thieme Verlag. 2004.

Kellogg J. H.: »Autointoxication or Intestinal Toxemia«. Bei: The Modern Medicine Publishing Co. 1918.

Koeth, R. A., Wang, Z., Levison, B. S., Buffa, J. A., Org, E., Sheehy, B. T., et al.: »Intestinal microbiota metabolism of L-carnitine, a nutrient in red meat, promotes atherosclerosis«. In: *Nature Medicine.* 2013, 19(5), S. 576–585.

Lammers, K. M. et al.: »Gliadin Induces an Increase in Intestinal Permeability and Zonulin Release by Binding to the Chemokine Receptor CXCR«. In: *Gastroenterology.* 2008 July, 135 (1), S. 194–204.

Mayer, E. A. (2011). Gut feelings: »the emerging biology of gut-brain communication«. In: *Nature Reviews.* 2011, 12(8), S. 453–466.

Michaëlsson, K. et al.: »Milk intake and risk of mortality and fractures in women and men: cohort studies.« In: *BMJ.* 2014 October, 349, S. 6015.

Roemheld, L.: »Über die Wechselbeziehungen der inneren Organe im menschlichen Körper, mit besonderer Berücksich-

tigung des Magens«. Bei: Verlag von Ferdinand Enke in Stuttgart. 1928.
Rollinger M.: »Milch besser nicht«. Bei: JOU-Verlag. 2004.
Sander, F.: »Die Darmflora in der Physiologie, Pathologie und Therapie des Menschen«. Bei Hippokrates-Verlag. 1948.
Smith, C., Hancock, H., Blake-Mortimer, J., et Eckert, K.: »A randomised comparative trial of yoga and relaxation to reduce stress and anxiety«. In: *Complementary Therapies in Medicine.* 2007 15(2), S. 77–83.
Tang, W. H. W., Wang, Z., Levison, B. S., Koeth, R. A., Britt, E. B., Fu, X., et al.: »Intestinal microbial metabolism of phosphatidylcholine and cardiovascular risk«. In: *The New England Journal of Medicine.* 2013, 368(17), S. 1575–1584.
Tatar, G., Elsurer, R., Simsek, H., et Balaban, Y. H. (2004).: »Screening of tissue transglutaminase antibody in healthy blood donors for celiac disease screening in the Turkish population«. In: *Digestive Diseases and Science.* 2004, 49(9), S. 1479–1484.

3. Auf dem richtigen Weg – das Fitnessprogramm für Ihren Darm

Bae, S., Ulrich, C. M., Neuhouser, M. L., et Malysheva, O.: »Plasma choline metabolites and colorectal cancer risk in the Women's Health Initiative Observational Study«. In: *Cancer Research.* 2014, 74(24), S. 7442–7452.
Bäckhed, F.: »Meat-metabolizing bacteria in atherosclerosis«. In: *Nature Medicine.* 2013, 19, S. 533–534.
Blaser, M. J.: »Missing Microbes: How the Overuse of Antibiotics Is Fueling Our Modern Plagues.« Bei Picador. 2015.
Brown, R. J., et Rother, K. I. (2012): »Non-nutritive sweeteners and their role in the gastrointestinal tract«. In: *The Journal of Clinical Endocrinology and Metabolism.* 2012, 97(8), S. 2597–2605.
Fagherazzi, G., Vilier, A., Saes Sartorelli, D., Lajous, M., Balkau, B., & Clavel-Chapelon, F.: »Consumption of artificially and sugar-sweetened beverages and incident type 2 diabetes in the Etude Epidémiologique auprès des femmes de la Mutuelle

Générale de l'Education Nationale – European Prospective Investigation into Cancer and Nutrition cohort«. In: *The American Journal of Clinical Nutrition.* 2013, 97(3), S. 517–523.

Fodor, J. G., Helis, E., Yazdekhasti, N., et Vohnout, B.: »Fishing« for the origins of the »Eskimos and heart disease story: facts or wishful thinking?«. In: *The Canadian Journal of Cardiology.* 2014, 30(8), S. 864–868.

Kwok, C. S., Umar, S., Myint, P. K., Mamas, M. A., et Loke, Y. K.: »Vegetarian diet, Seventh Day Adventists and risk of cardiovascular mortality: A systematic review and meta-analysis«. In: *International Journal of Cardiology.* 2014, 176(3), S. 680–686.

Lee, C., & Longo, V. D.: »Fasting vs dietary restriction in cellular protection and cancer treatment: from model organisms to patients«. In: *Oncogene.* 2011, 30(30), S. 3305–3316.

Longo, V. D., & Fontana, L.: »Calorie restriction and cancer prevention: metabolic and molecular mechanisms«. In: *Trends in Pharmacological Sciences.* 2010, 31(2), S. 89–98.

Manz, F.: »Hydration and disease«. In: *Journal of the American College of Nutrition.* 2007, 26(5 Suppl), S. 535S.–541S.

Mayr, F.X.: »Die Darmträgheit. Stuhlverstopfung. Studien über ihr Wesen und ihre Folgen, ihre Ursachen und radikale Behandlung«. Bei Verlag Neues Leben. 7. Aufl. 1986.

McCay, CM.: »Effect of Restricted Feeding Upon Aging and Chronic Diseases in Rats and Dogs«. In: *American Journal of Public Health and the Nations Health.* 1947, 37(5), S. 521–528.

Rizos, E. C., Ntzani, E. E., Bika, E., Kostapanos, M. S., et Elisaf, M. S.: »Association Between Omega-3 Fatty Acid Supplementation and Risk of Major Cardiovascular Disease Events: A Systematic Review and Meta-analysis«. In: *Jama.* 2012, 308(10), S. 1024–1033.

Sander, F.: »Der Säure-Basenhaushalt des menschlichen Organismus«. Bei Hippokrates-Verlag. 1953.

Soffritti, M., Padovani, M., Tibaldi, E., Falcioni, L., Manservisi, F., & Belpoggi, F.: »The carcinogenic effects of aspartame: The urgent need for regulatory re-evaluation«. In: *American Journal of Industrial Medicine.* 57(4), S. 383–397.

Suez, J., Korem, T., Zeevi, D., Zilberman-Schapira, G., Thaiss, C. A., Maza, O., et al.: »Artificial sweeteners induce glucose intolerance by altering the gut microbiota«. In: *Nature.* 2014, 514(7521), S. 181–186.

Wang, X., Ouyang, Y., Liu, J., Zhu, M., Zhao, G., Bao, W., et Hu, F. B.: »Fruit and vegetable consumption and mortality from all causes, cardiovascular disease, and cancer: systematic review and dose-response meta-analysis of prospective cohort studies«. In: *British Medical Journal.* 2014, 349(jul29 3), S. g4490–g4490.

Widmer, R. J., Flammer, A. J., Lerman, L. O., et Lerman, A.: »The Mediterranean Diet, its Components, and Cardiovascular Disease.« In: *The American Journal of Medicine.* 2014, 128(3), S. 229–238.

Yudkin, J.: »Pure, White and Deadly. How Sugar is killing us and what we can do to stop it.« Bei Penguin Books. 2012.

Adressen

Hier können Sie einen Therapeuten in Ihrer Nähe in Erfahrung bringen:

F. X. Mayr-Zentrum Bodensee
Brunnenstraße 30a
88662 Überlingen
www.fxmayr.eu
info@fxmayr.eu

Internationale Gesellschaft der Mayr-Ärzte
Kochholzweg 153
A-6072 Lans
www.fxmayr.com
office@fxmayr.com

Joachim Bernd Vollmer

Gesunder Darm, gesundes Leben

Sind Ballaststoffe tatsächlich so gesund? Sollte man auf Kuhmilch besser verzichten? Welche Lebensmittel fördern die Gesundheit?

Der erfahrene Heilpraktiker Joachim Bernd Vollmer erklärt hier die Ursachen von Magen-Darm-Beschwerden und zeigt sanfte Behandlungsmöglichkeiten. Er legt dar, dass viele Krankheitsbilder wie Hautleiden, chronische Kopfschmerzen oder Allergien auf ein Ungleichgewicht im Darm zurückzuführen sind und räumt auf mit hartnäckigen Ernährungsirrtümern.

Mit vielen wertvollen Tipps zur Selbsthilfe und Ernährung.

KNAUR

Dr. Maya Shetreat-Klein

Darm heilt Hirn heilt Körper

Wie wir uns und unsere Kinder richtig ernähren

Die bekannte Neurologin Maya Shetreat-Klein stellt ein Ernährungskonzept speziell für Kinder vor. Es beruht auf dem einfachen Grundsatz: Heile den Darm, dann heilst du das Gehirn. Sie kombiniert die neuesten Erkenntnisse der Ernährungswissenschaft mit praktisch anwendbaren Ratschlägen und zeigt, wie Essen zur besten Medizin werden kann.

So lassen sich chronische Krankheiten, ADHS, Asthma, Allergien, Depressionen und Schlafstörungen sanft und natürlich heilen.

Mit zahlreichen Rezepten, die Kindern schmecken.

»Der Ratgeber ist eine Ermutigung, sich nicht nur auf die Medizin, die Pharma- und Lebensmittelindustrie zu verlassen, wenn Kinder und Erwachsene gesund bleiben wollen, sondern Eigenverantwortung zu übernehmen. Liebe in der Familie geht eben durch den Magen – nicht zuletzt durch gesunde Ernährung.«
(Kirche & Leben)

KNAUR
MENSSANA

Reizdarm – was wirklich dahintersteckt

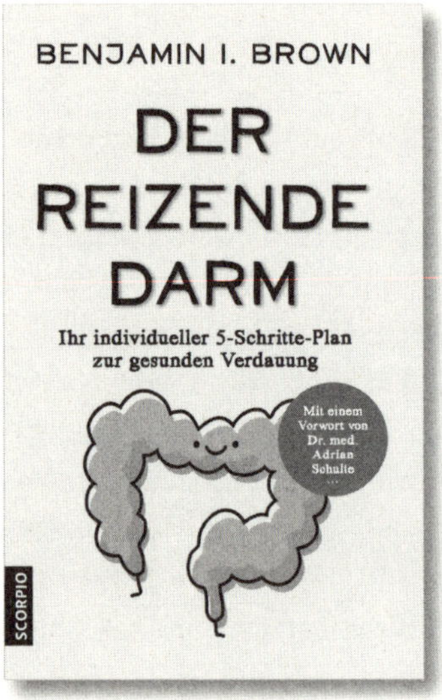

Klappenbroschur, 256 Seiten
ISBN 978-3-95803-091-6

Magenkrämpfe, Schmerzen, Blähungen, Durchfall und Verstopfungen – »Reizdarmsyndrom« ist der Sammelbegriff für diese Symptome, an denen mittlerweile mehr als 15 Millionen Menschen in Deutschland leiden. Der erfahrene Ernährungswissenschaftler Benjamin Brown räumt mit dem Mythos auf, Verdauungsprobleme ließen sich medizinisch meist nicht erklären.

Auf der Grundlage der neuesten wissenschaftlichen Erkenntnisse und mit einem individuell anpassbaren Fünf-Schritte-Plan zeigt er dem Leser Wege auf, die Darmgesundheit wieder herzustellen und damit die eigene Lebensqualität nachhaltig zu verbessern.